1
2
3
4
5
6
7
8
9
10
11
12
13
14
15
16
17
18
19
20
21
22
23
24
25
26
27
28
29
30
31
32
33
34
35
36
37
38
39
40
41
42
43
44
45
46
47
48
49
50
51
52
53
54
55
56
57
58
59
60

<u>NAME</u> ___________________ <u>TAG</u> ◯  <u>NACHT</u> ◯  <u>DATUM</u> _______

<u>GESICHT</u>

MOISTURIZER

CONCEALER

FOUNDATION

HIGHLIGHT/BLUSH

<u>AUGEN</u>

BROWS

EYELID

LINER

CREASE

MASCARA

<u>LIPPEN</u>

LINER

LIP COLOR

GLOSS

<u>GESICHT</u>　　　　　<u>AUGEN</u>　　　　　<u>LIPPEN</u>

MOISTURIZER　　　　BROWS　　　　　　LINER

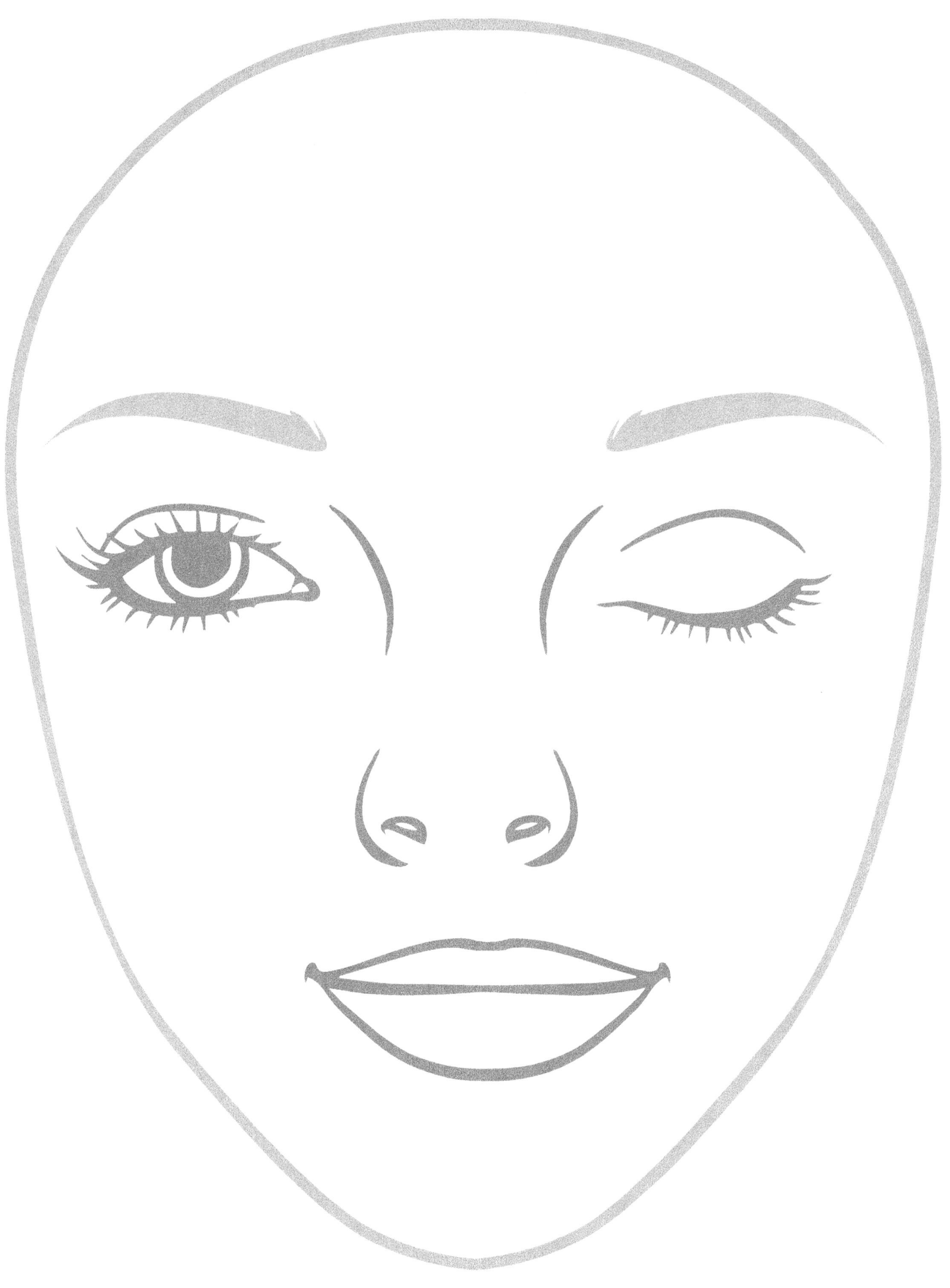

<u>NAME</u> _______________________ <u>TAG</u> ◯ <u>NACHT</u> ◯ <u>DATUM</u> _________

| <u>GESICHT</u> | <u>AUGEN</u> | <u>LIPPEN</u> |
|---|---|---|
| MOISTURIZER | BROWS | LINER |
| CONCEALER | EYELID | LIP COLOR |
| FOUNDATION | LINER | GLOSS |
| HIGHLIGHT/BLUSH | CREASE | |
| | MASCARA | |

<u>GESICHT</u>          <u>AUGEN</u>          <u>LIPPEN</u>
MOISTURIZER       BROWS          LINER

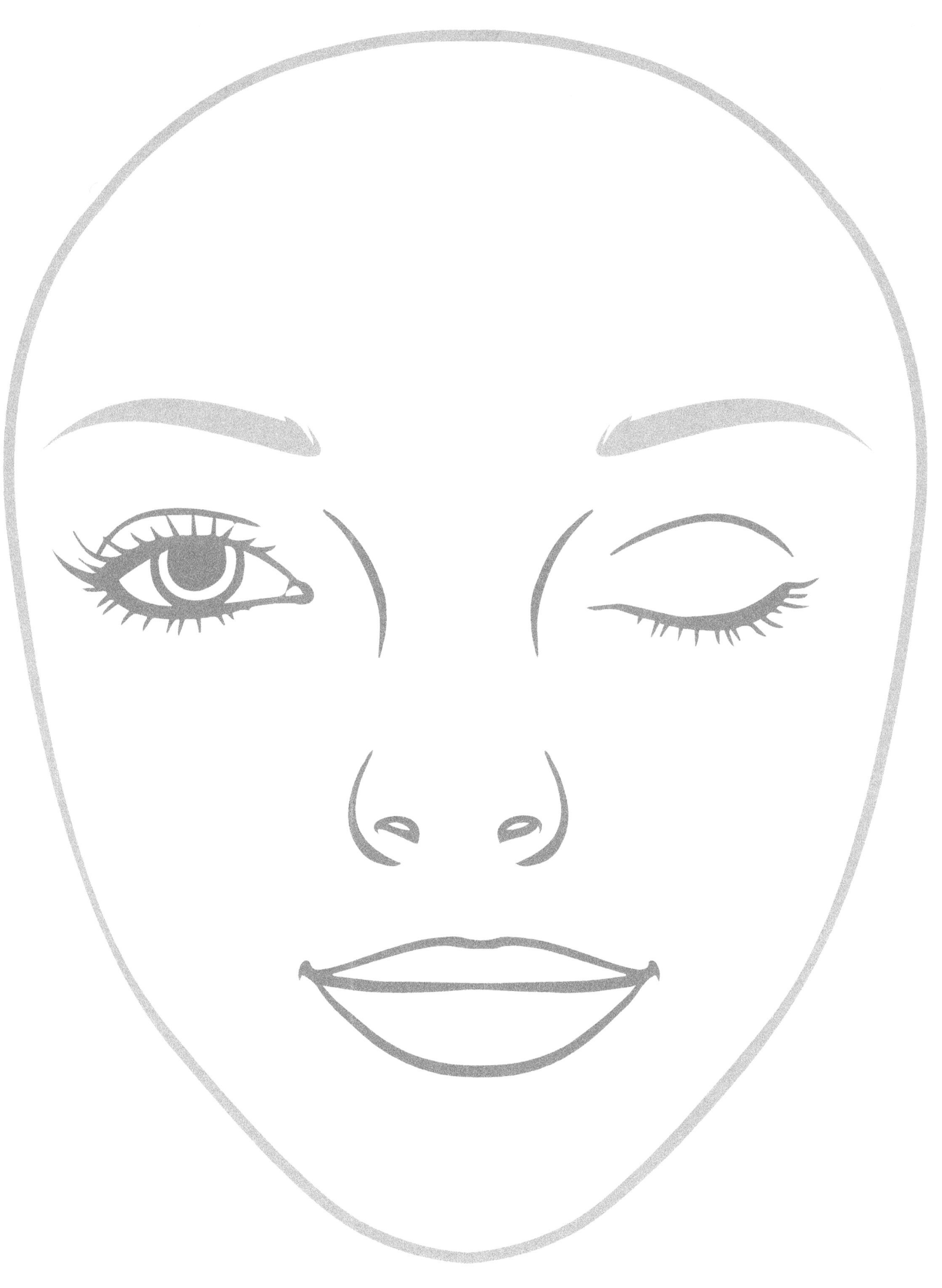

<u>NAME</u> _____________________   <u>TAG</u> ◯   <u>NACHT</u> ◯   <u>DATUM</u> _____________

<u>GESICHT</u>

MOISTURIZER

CONCEALER

FOUNDATION

HIGHLIGHT/BLUSH

<u>AUGEN</u>

BROWS

EYELID

LINER

CREASE

MASCARA

<u>LIPPEN</u>

LINER

LIP COLOR

GLOSS

<u>GESICHT</u>     <u>AUGEN</u>     <u>LIPPEN</u>

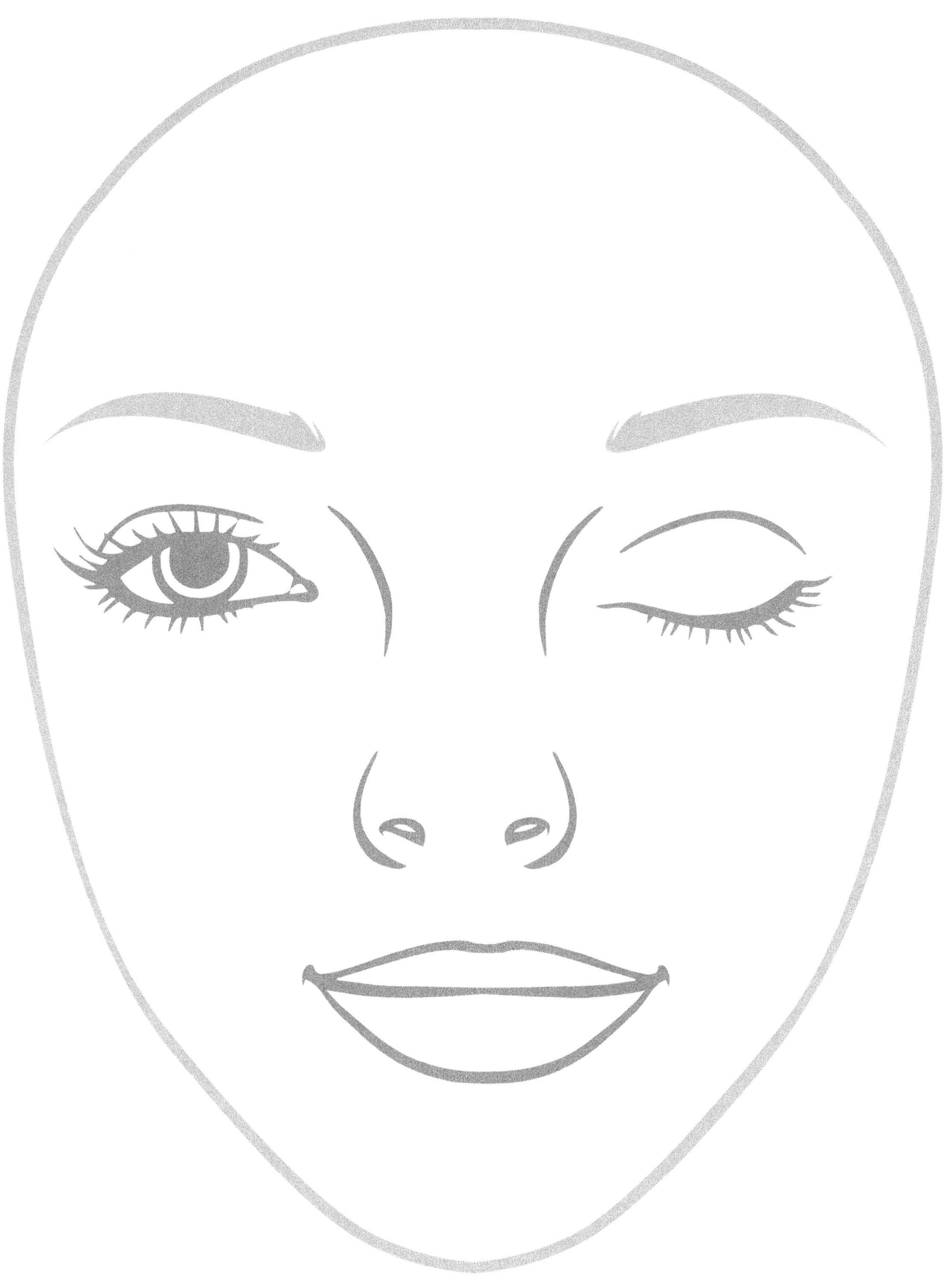

<u>NAME</u> ___________________ <u>TAG</u> ◯ <u>NACHT</u> ◯ <u>DATUM</u> ___________

<u>GESICHT</u>

MOISTURIZER

CONCEALER

FOUNDATION

HIGHLIGHT/BLUSH

<u>AUGEN</u>

BROWS

EYELID

LINER

CREASE

MASCARA

<u>LIPPEN</u>

LINER

LIP COLOR

GLOSS

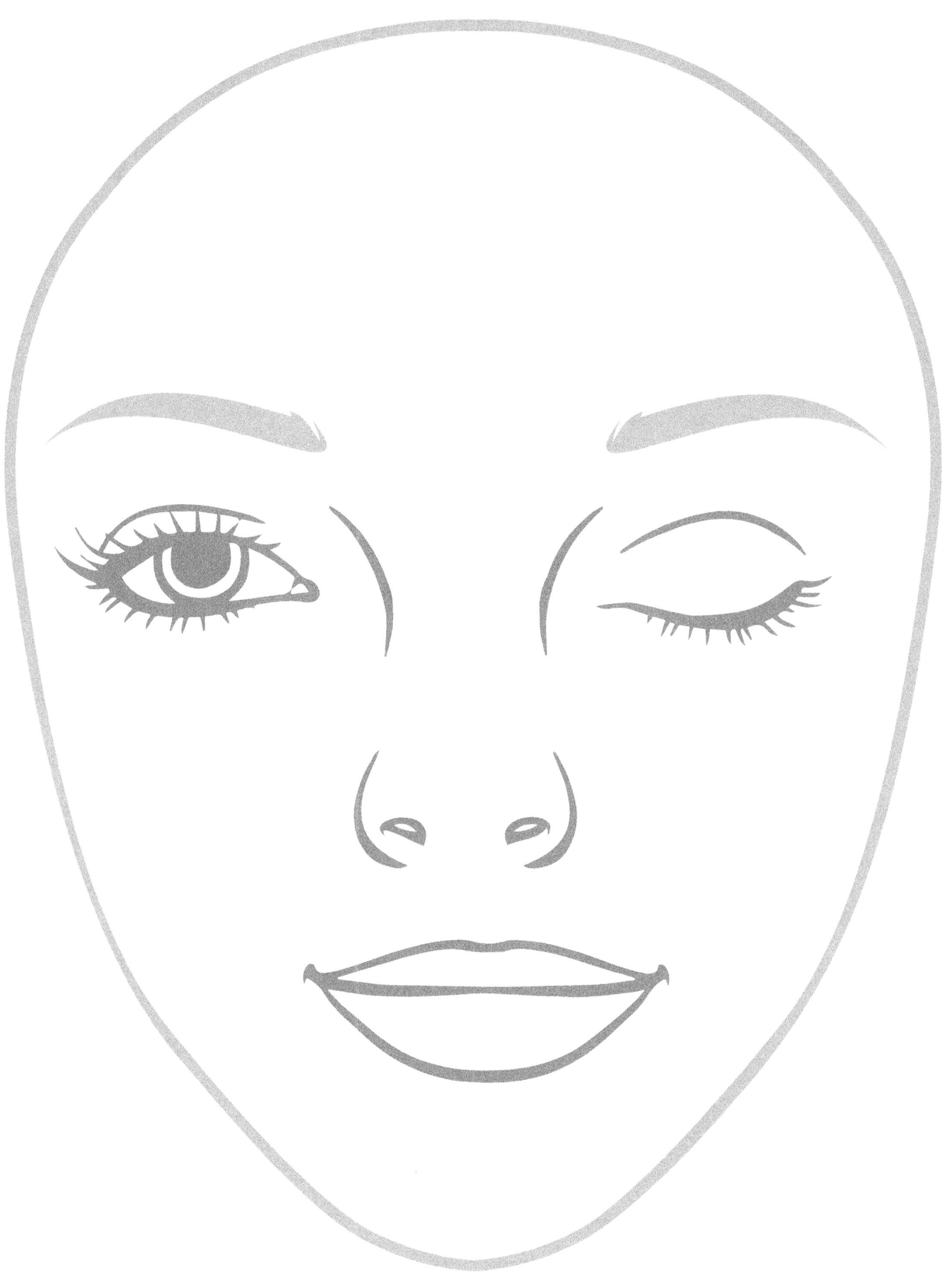

<u>NAME</u> ____________________  <u>TAG</u> ◯  <u>NACHT</u> ◯  <u>DATUM</u> ________

<u>GESICHT</u>

MOISTURIZER

CONCEALER

FOUNDATION

HIGHLIGHT/BLUSH

<u>AUGEN</u>

BROWS

EYELID

LINER

CREASE

MASCARA

<u>LIPPEN</u>

LINER

LIP COLOR

GLOSS

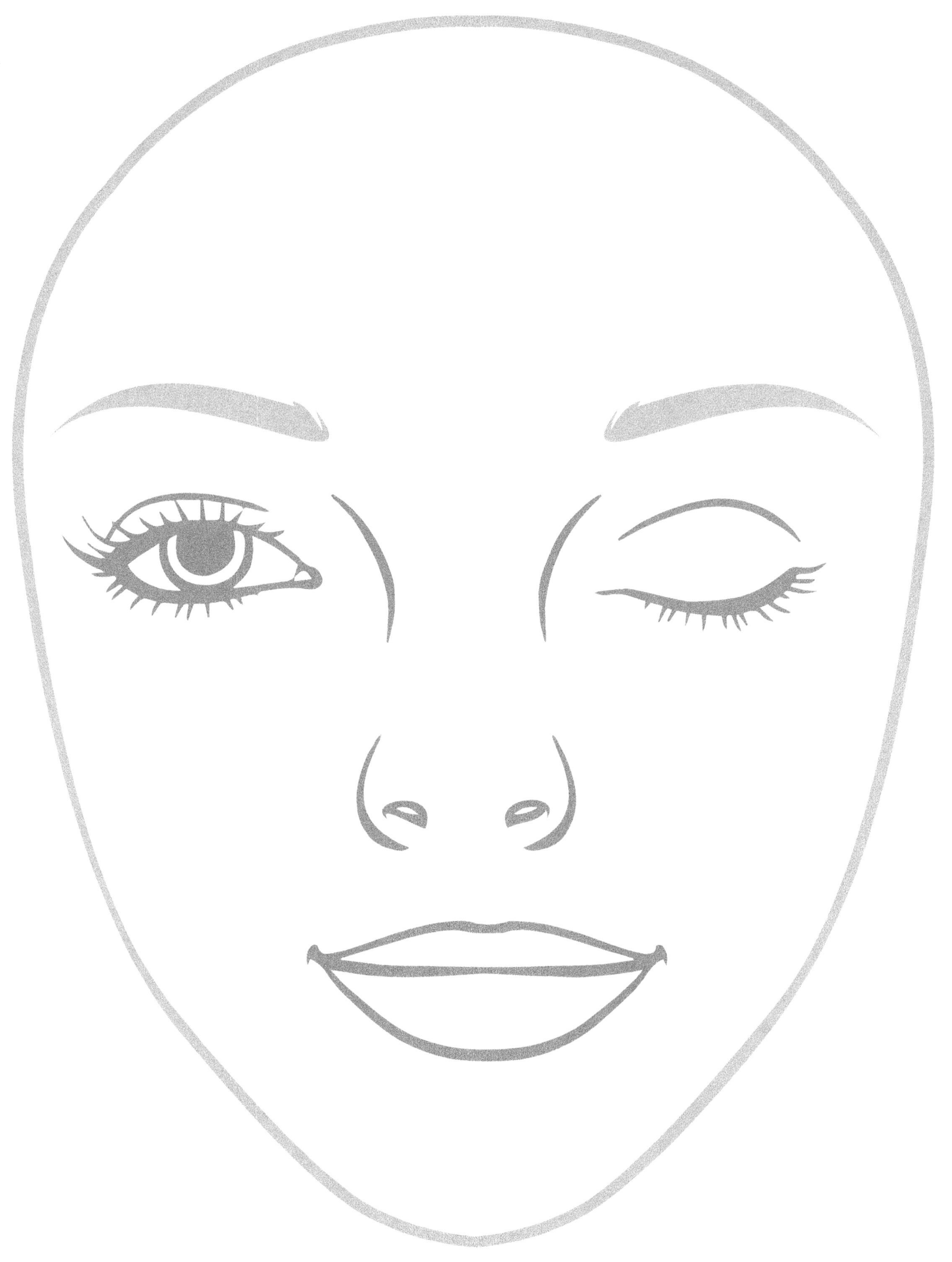

<u>NAME</u> _______________________  <u>TAG</u> ◯  <u>NACHT</u> ◯  <u>DATUM</u> _______

<u>GESICHT</u>

MOISTURIZER

CONCEALER

FOUNDATION

HIGHLIGHT/BLUSH

<u>AUGEN</u>

BROWS

EYELID

LINER

CREASE

MASCARA

<u>LIPPEN</u>

LINER

LIP COLOR

GLOSS

<u>GESICHT</u>

MOISTURIZER

<u>AUGEN</u>

BROWS

<u>LIPPEN</u>

LINER

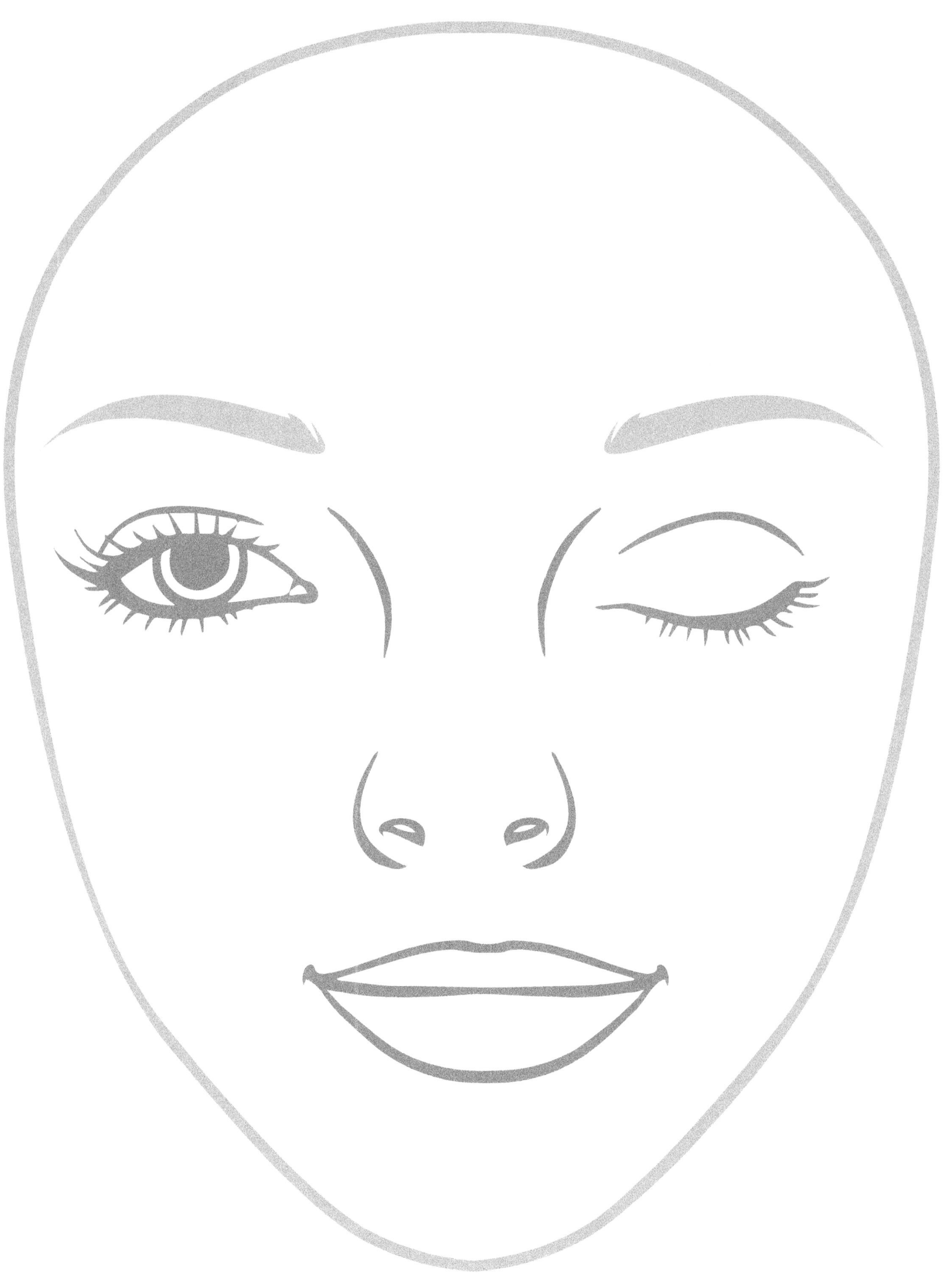

<u>NAME</u> ___________________________ <u>TAG</u> ◯ <u>NACHT</u> ◯ <u>DATUM</u> _______

<u>GESICHT</u>

MOISTURIZER

CONCEALER

FOUNDATION

HIGHLIGHT/BLUSH

<u>AUGEN</u>

BROWS

EYELID

LINER

CREASE

MASCARA

<u>LIPPEN</u>

LINER

LIP COLOR

GLOSS

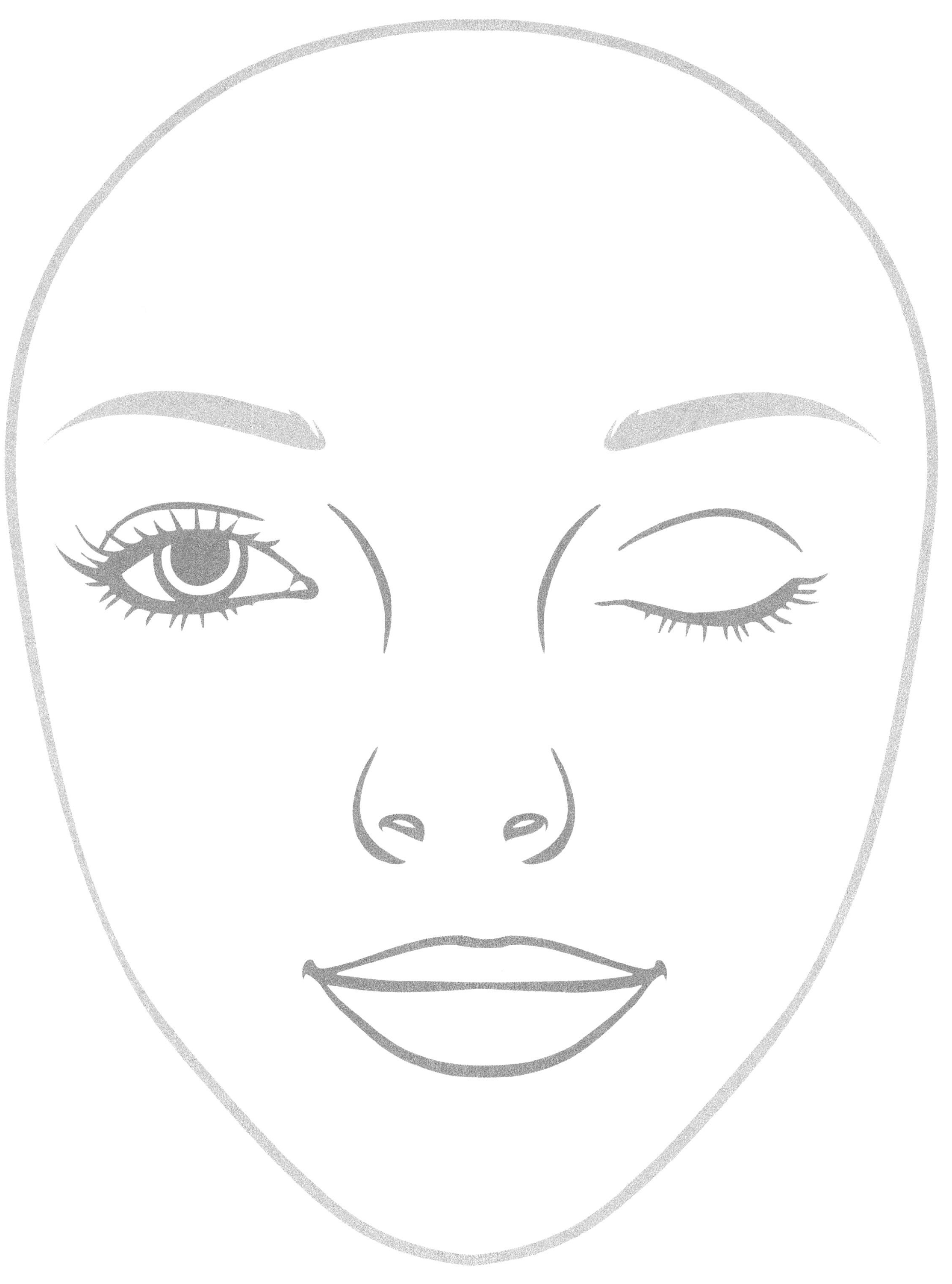

<u>NAME</u> ____________________ <u>TAG</u> ◯ <u>NACHT</u> ◯ <u>DATUM</u> ____________

<u>GESICHT</u>

MOISTURIZER

CONCEALER

FOUNDATION

HIGHLIGHT/BLUSH

<u>AUGEN</u>

BROWS

EYELID

LINER

CREASE

MASCARA

<u>LIPPEN</u>

LINER

LIP COLOR

GLOSS

<u>GESICHT</u>

<u>AUGEN</u>

<u>LIPPEN</u>

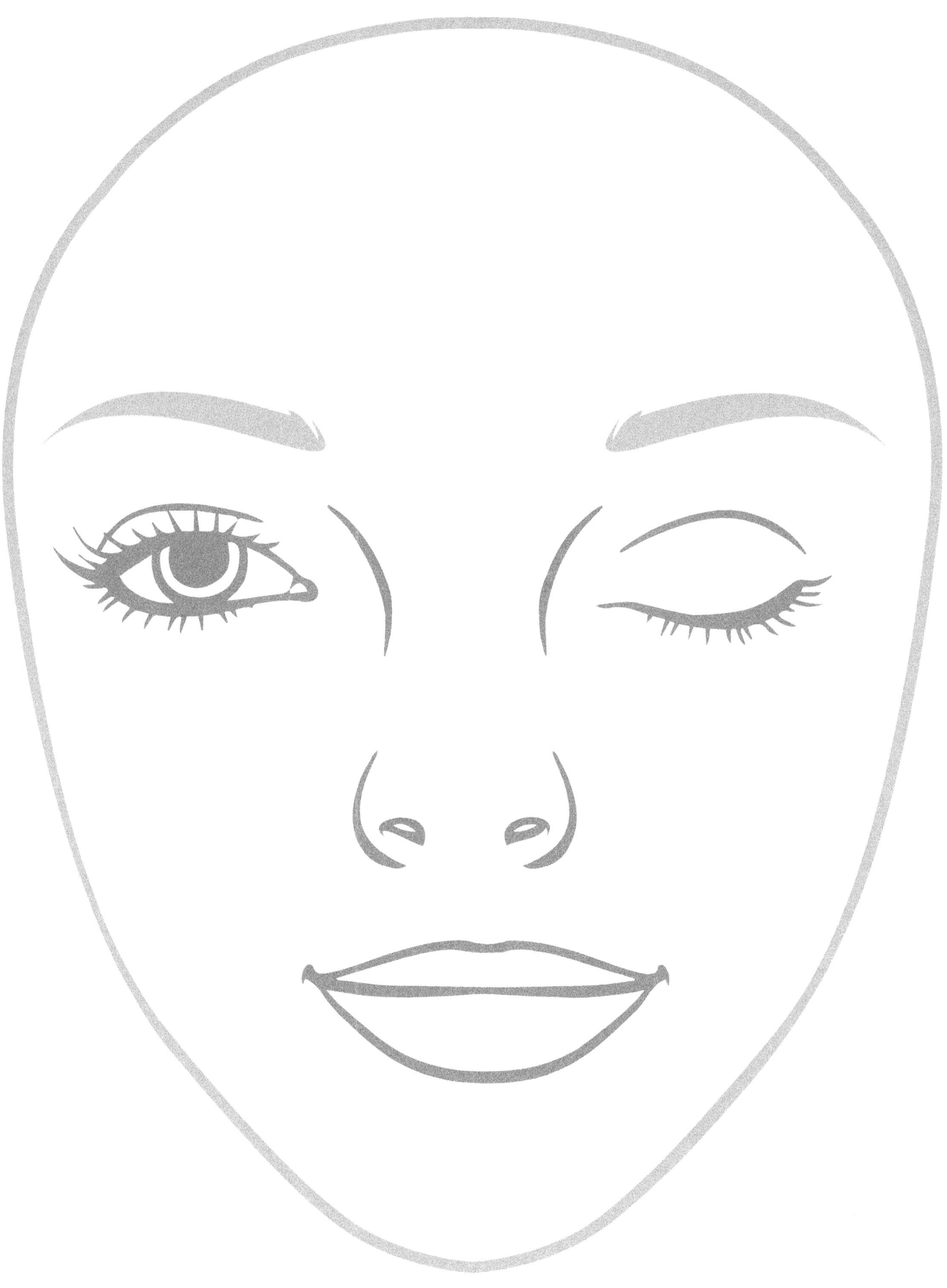

## GESICHT

MOISTURIZER

CONCEALER

FOUNDATION

HIGHLIGHT/BLUSH

## AUGEN

BROWS

EYELID

LINER

CREASE

MASCARA

## LIPPEN

LINER

LIP COLOR

GLOSS

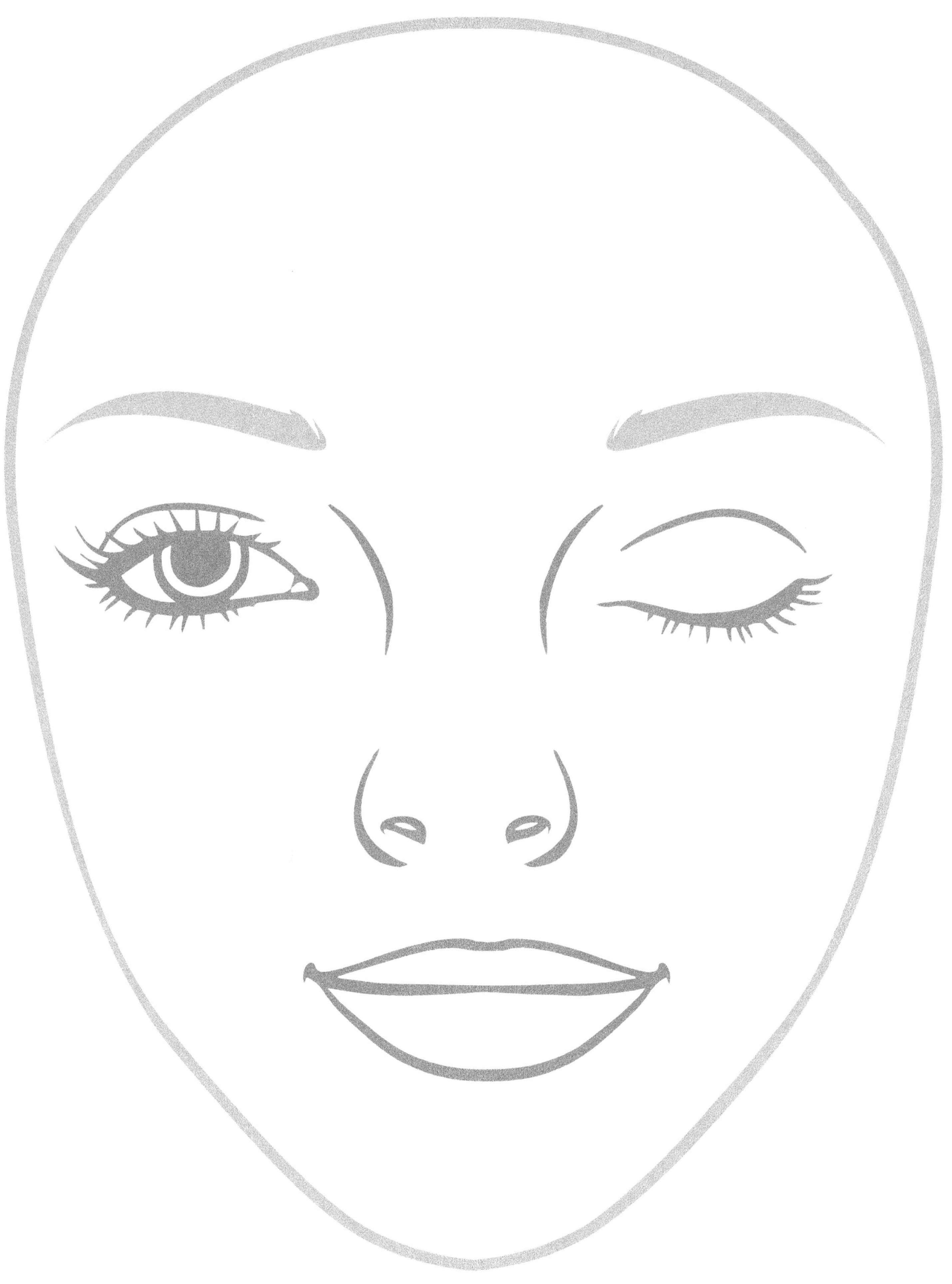

## GESICHT

MOISTURIZER

CONCEALER

FOUNDATION

HIGHLIGHT/BLUSH

## AUGEN

BROWS

EYELID

LINER

CREASE

MASCARA

## LIPPEN

LINER

LIP COLOR

GLOSS

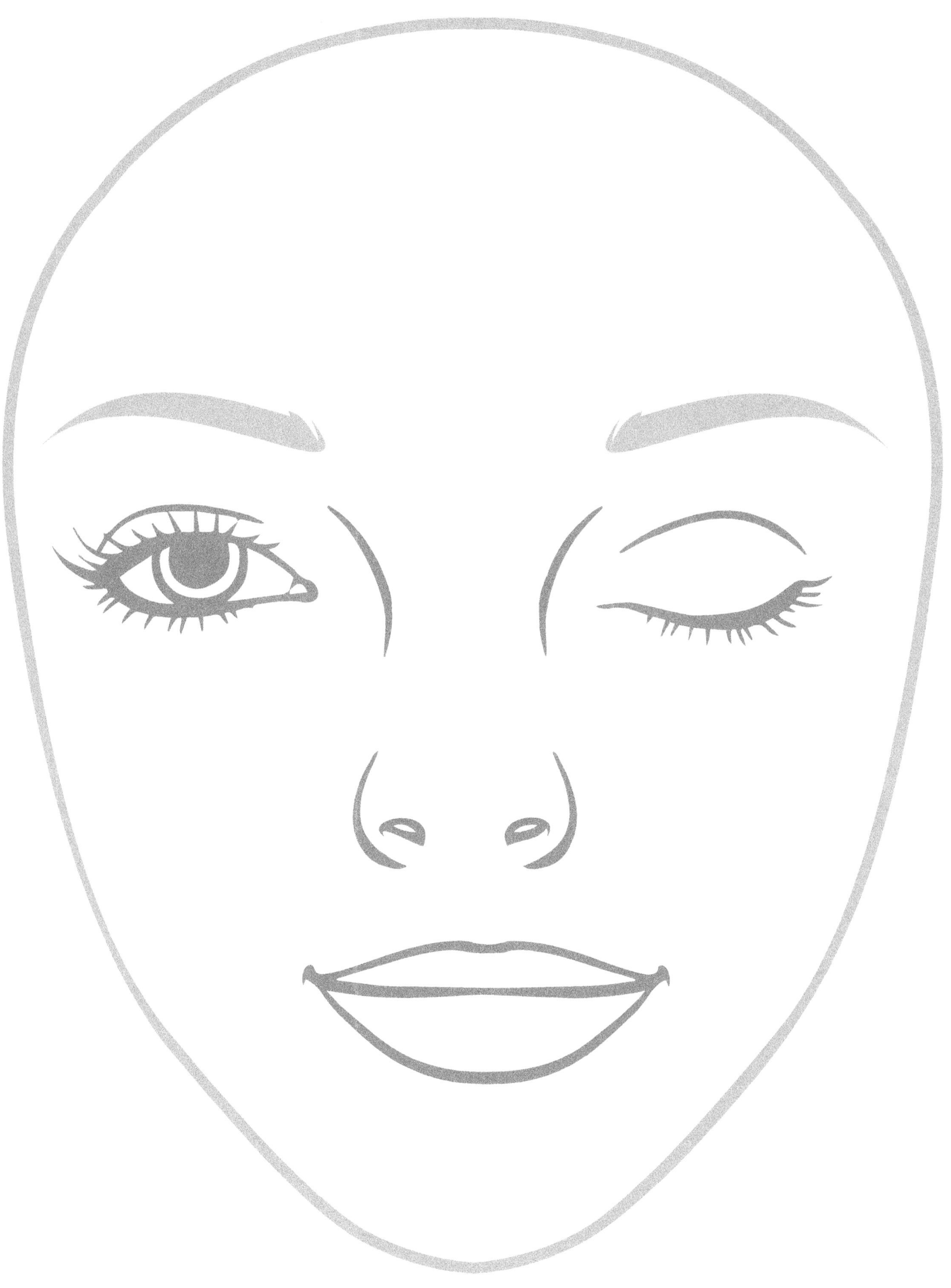

<u>NAME</u> __________________ <u>TAG</u> ◯ <u>NACHT</u> ◯ <u>DATUM</u> __________

<u>GESICHT</u>

MOISTURIZER

CONCEALER

FOUNDATION

HIGHLIGHT/BLUSH

<u>AUGEN</u>

BROWS

EYELID

LINER

CREASE

MASCARA

<u>LIPPEN</u>

LINER

LIP COLOR

GLOSS

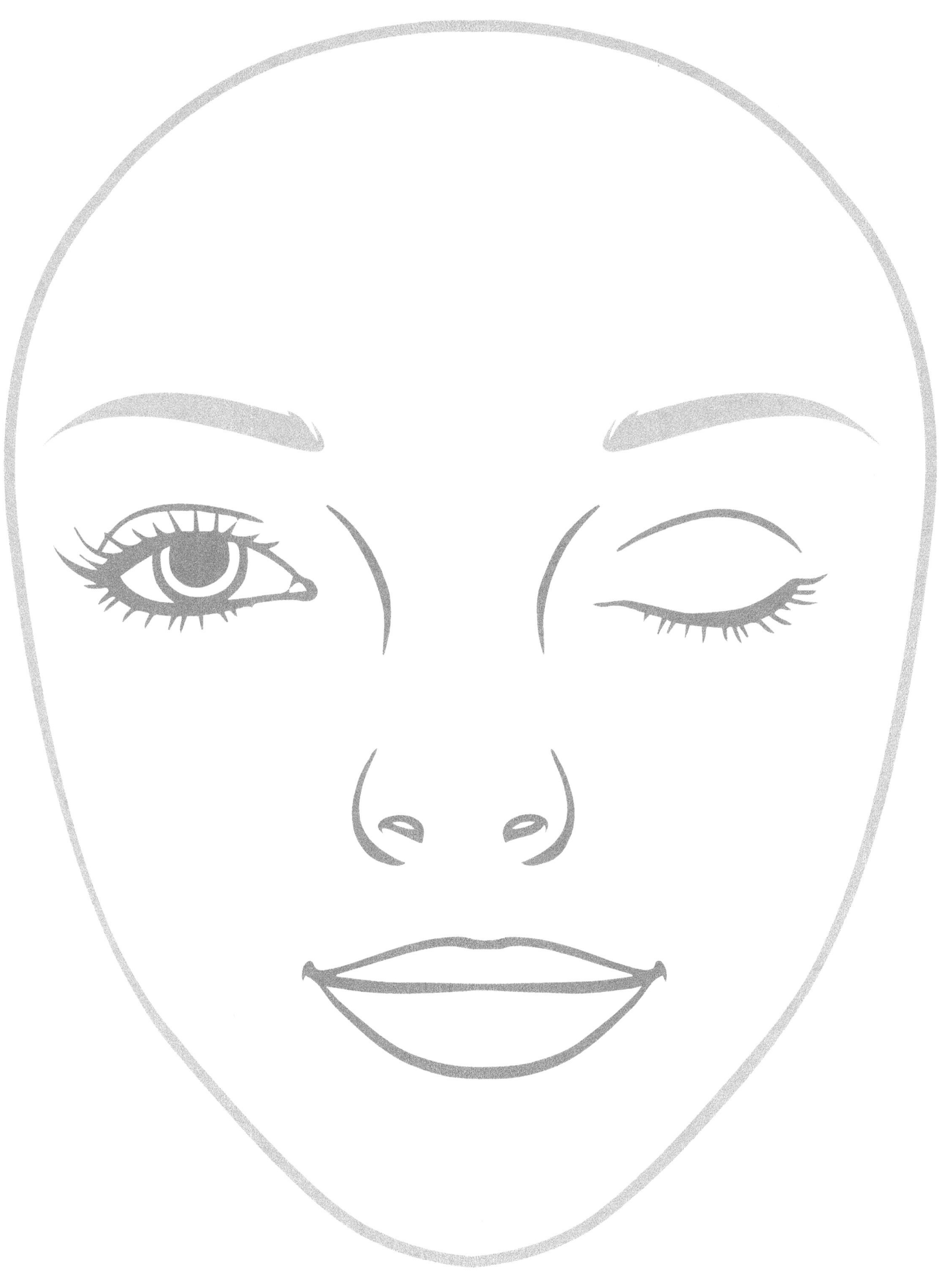

<u>NAME</u> ___________________  <u>TAG</u> ◯  <u>NACHT</u> ◯  <u>DATUM</u> ______

| <u>GESICHT</u> | <u>AUGEN</u> | <u>LIPPEN</u> |
|---|---|---|
| MOISTURIZER | BROWS | LINER |
| CONCEALER | EYELID | LIP COLOR |
| FOUNDATION | LINER | GLOSS |
| HIGHLIGHT/BLUSH | CREASE | |
| | MASCARA | |

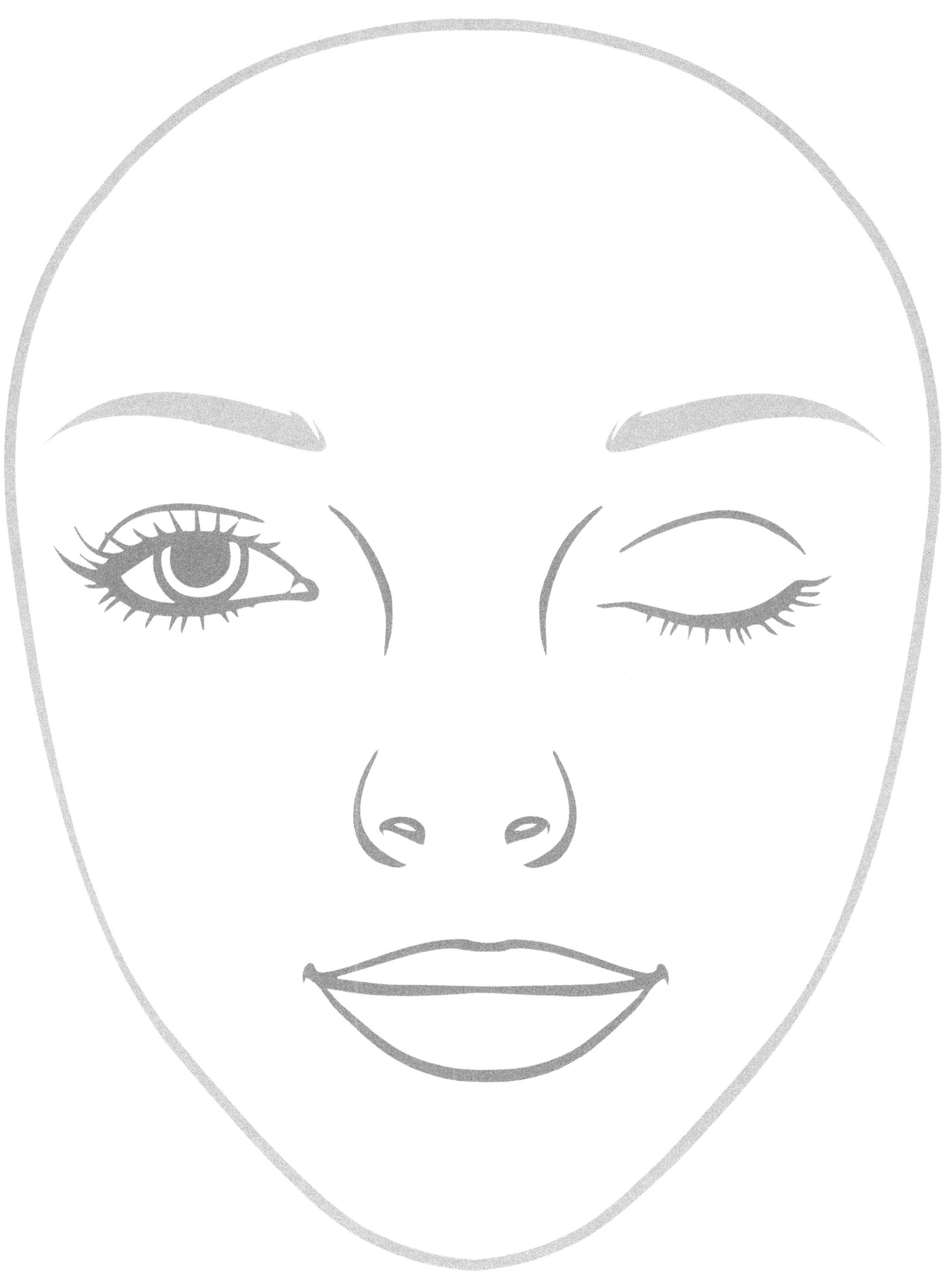

<u>NAME</u> _______________________  <u>TAG</u> ◯  <u>NACHT</u> ◯  <u>DATUM</u> _______________

<u>GESICHT</u>

MOISTURIZER

CONCEALER

FOUNDATION

HIGHLIGHT/BLUSH

<u>AUGEN</u>

BROWS

EYELID

LINER

CREASE

MASCARA

<u>LIPPEN</u>

LINER

LIP COLOR

GLOSS

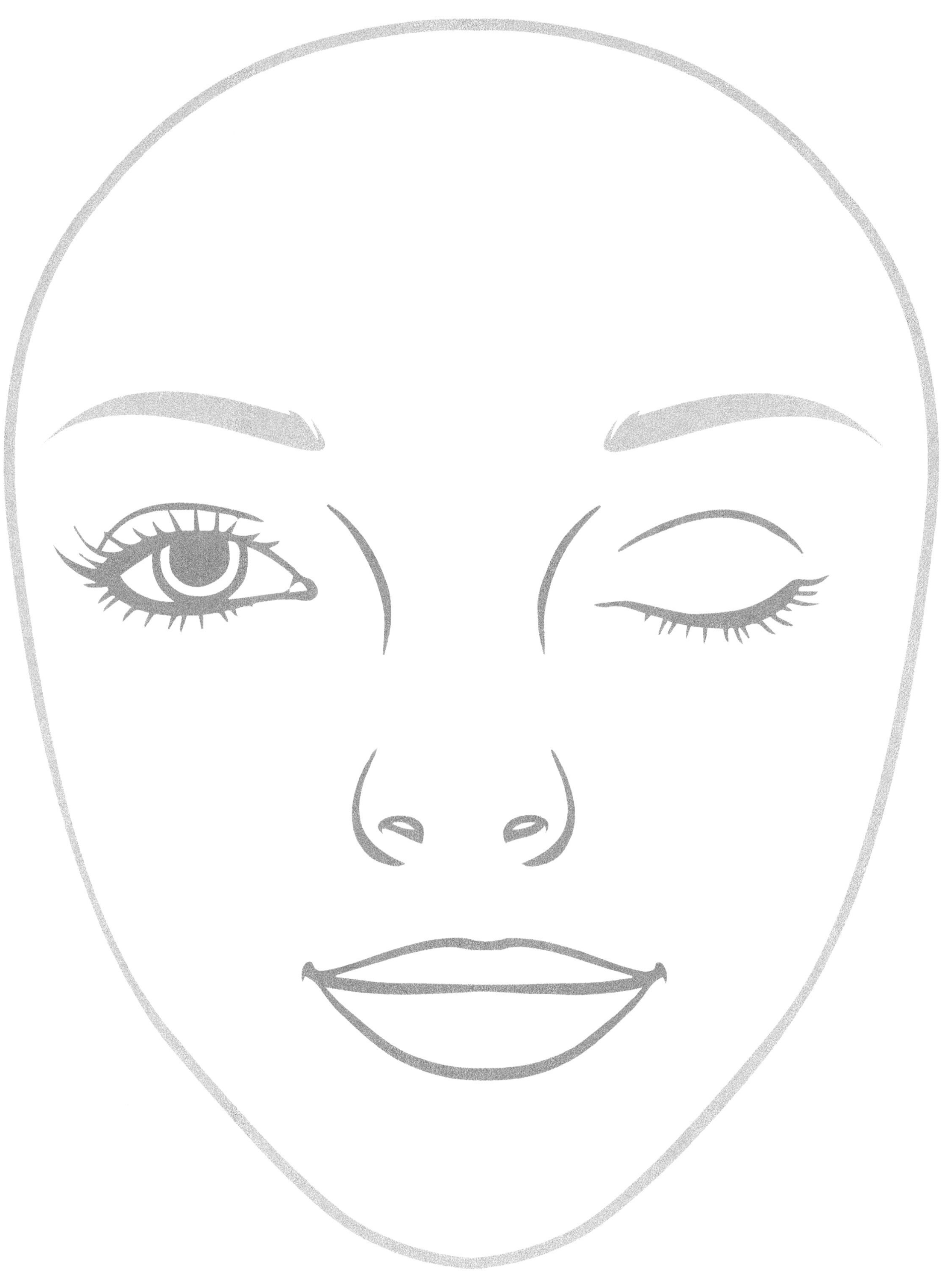

<u>NAME</u> __________________ <u>TAG</u> ◯  <u>NACHT</u> ◯  <u>DATUM</u> __________

<u>GESICHT</u>

MOISTURIZER

CONCEALER

FOUNDATION

HIGHLIGHT/BLUSH

<u>AUGEN</u>

BROWS

EYELID

LINER

CREASE

MASCARA

<u>LIPPEN</u>

LINER

LIP COLOR

GLOSS

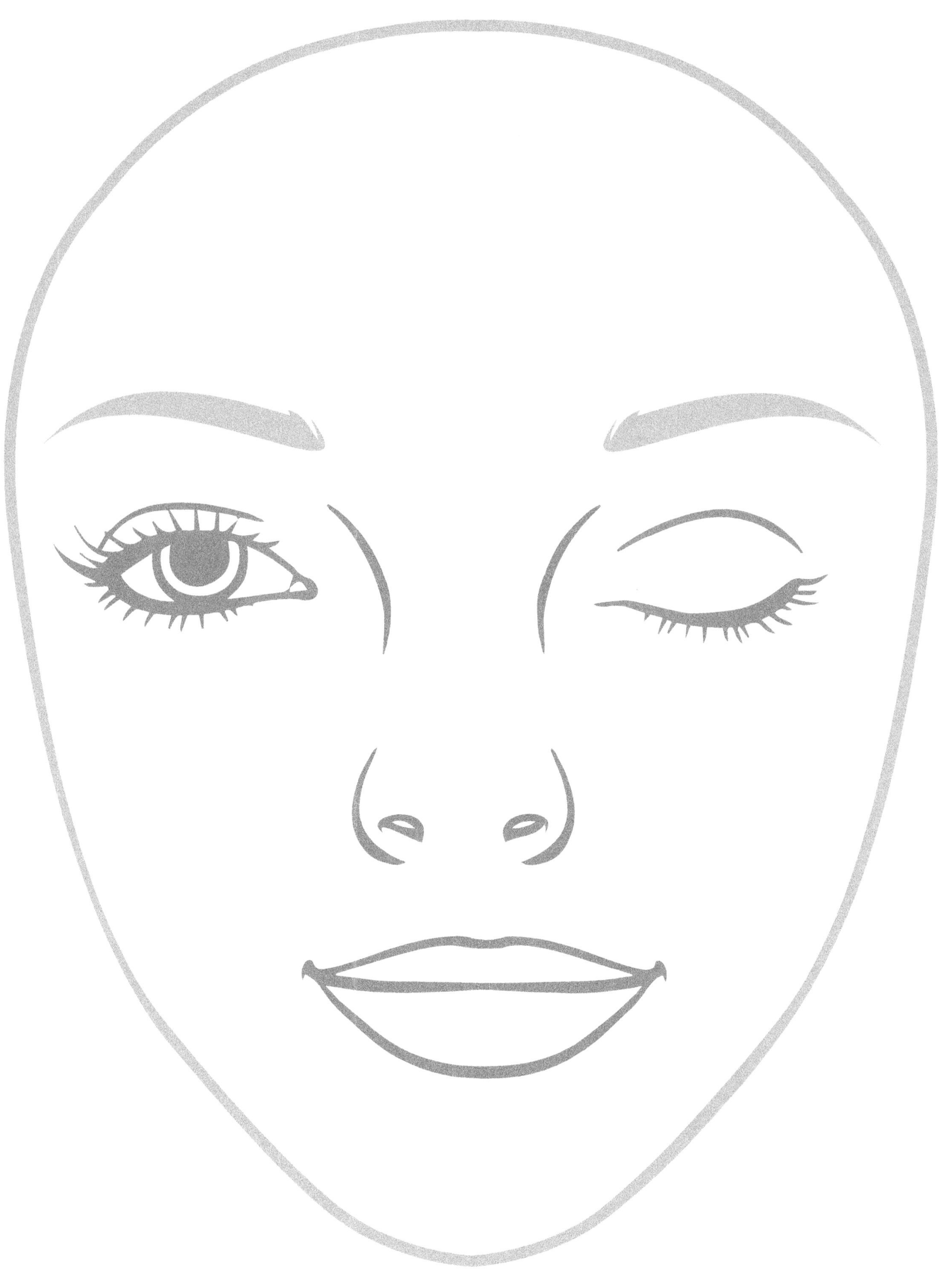

<u>NAME</u> ___________________________ <u>TAG</u> ◯ <u>NACHT</u> ◯ <u>DATUM</u> __________

<u>GESICHT</u>

MOISTURIZER

CONCEALER

FOUNDATION

HIGHLIGHT/BLUSH

<u>AUGEN</u>

BROWS

EYELID

LINER

CREASE

MASCARA

<u>LIPPEN</u>

LINER

LIP COLOR

GLOSS

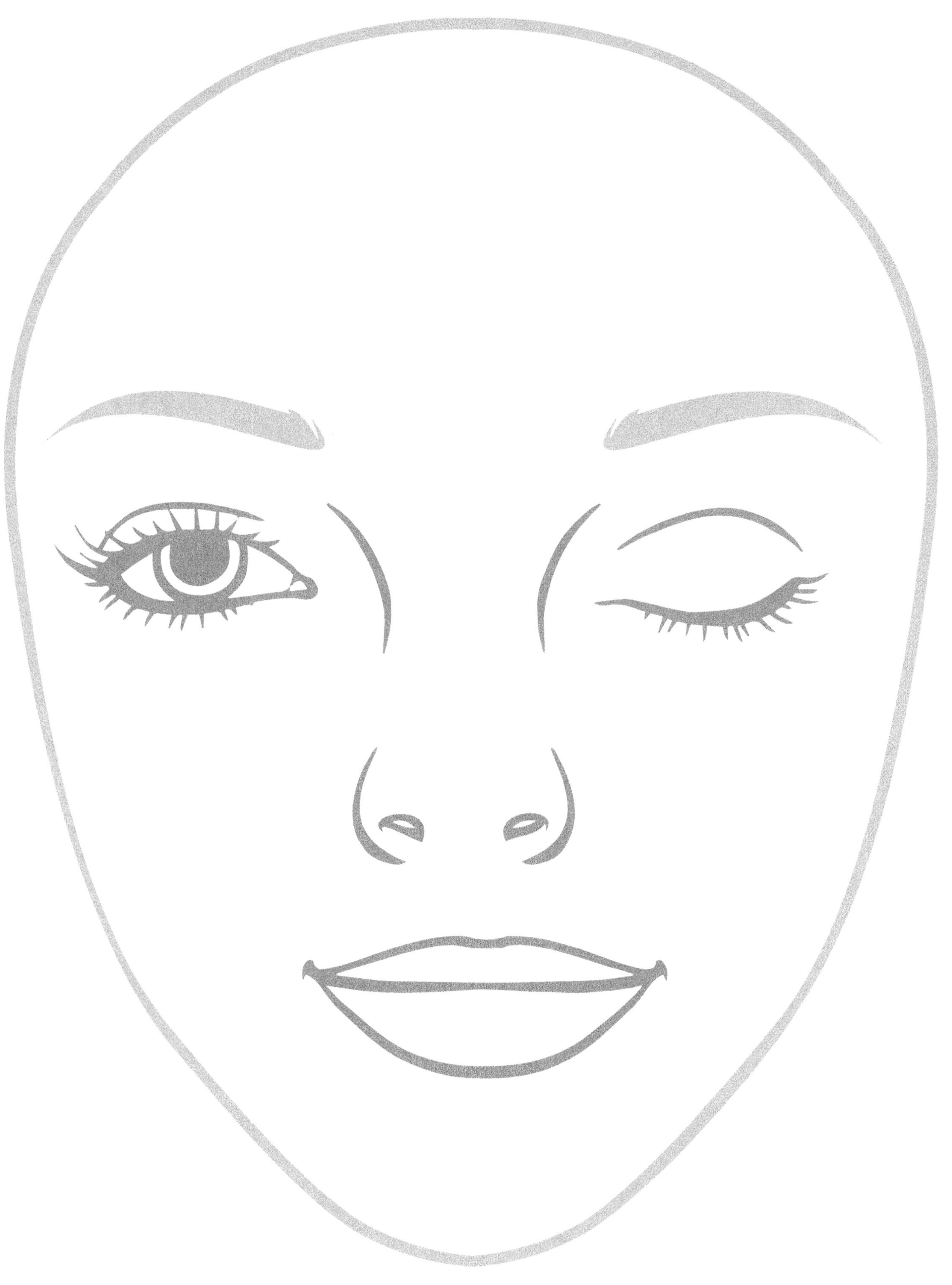

<u>NAME</u> ______________________  <u>TAG</u> ◯  <u>NACHT</u> ◯  <u>DATUM</u> ______________

<u>GESICHT</u>

MOISTURIZER

CONCEALER

FOUNDATION

HIGHLIGHT/BLUSH

<u>AUGEN</u>

BROWS

EYELID

LINER

CREASE

MASCARA

<u>LIPPEN</u>

LINER

LIP COLOR

GLOSS

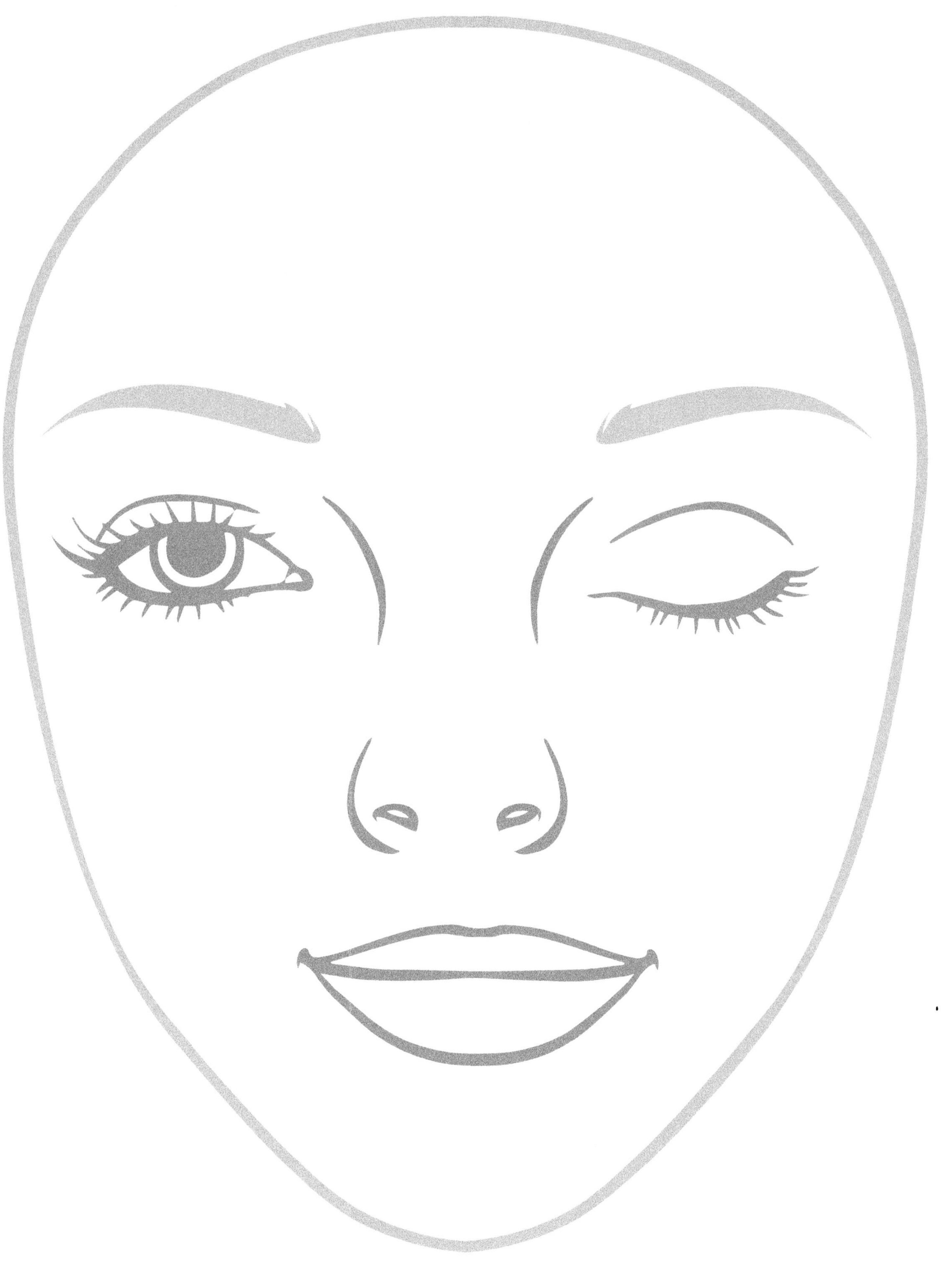

<u>NAME</u>            <u>TAG</u> ◯   <u>NACHT</u> ◯   <u>DATUM</u>

| <u>GESICHT</u> | <u>AUGEN</u> | <u>LIPPEN</u> |
|---|---|---|
| MOISTURIZER | BROWS | LINER |
| CONCEALER | EYELID | LIP COLOR |
| FOUNDATION | LINER | GLOSS |
| HIGHLIGHT/BLUSH | CREASE | |
| | MASCARA | |

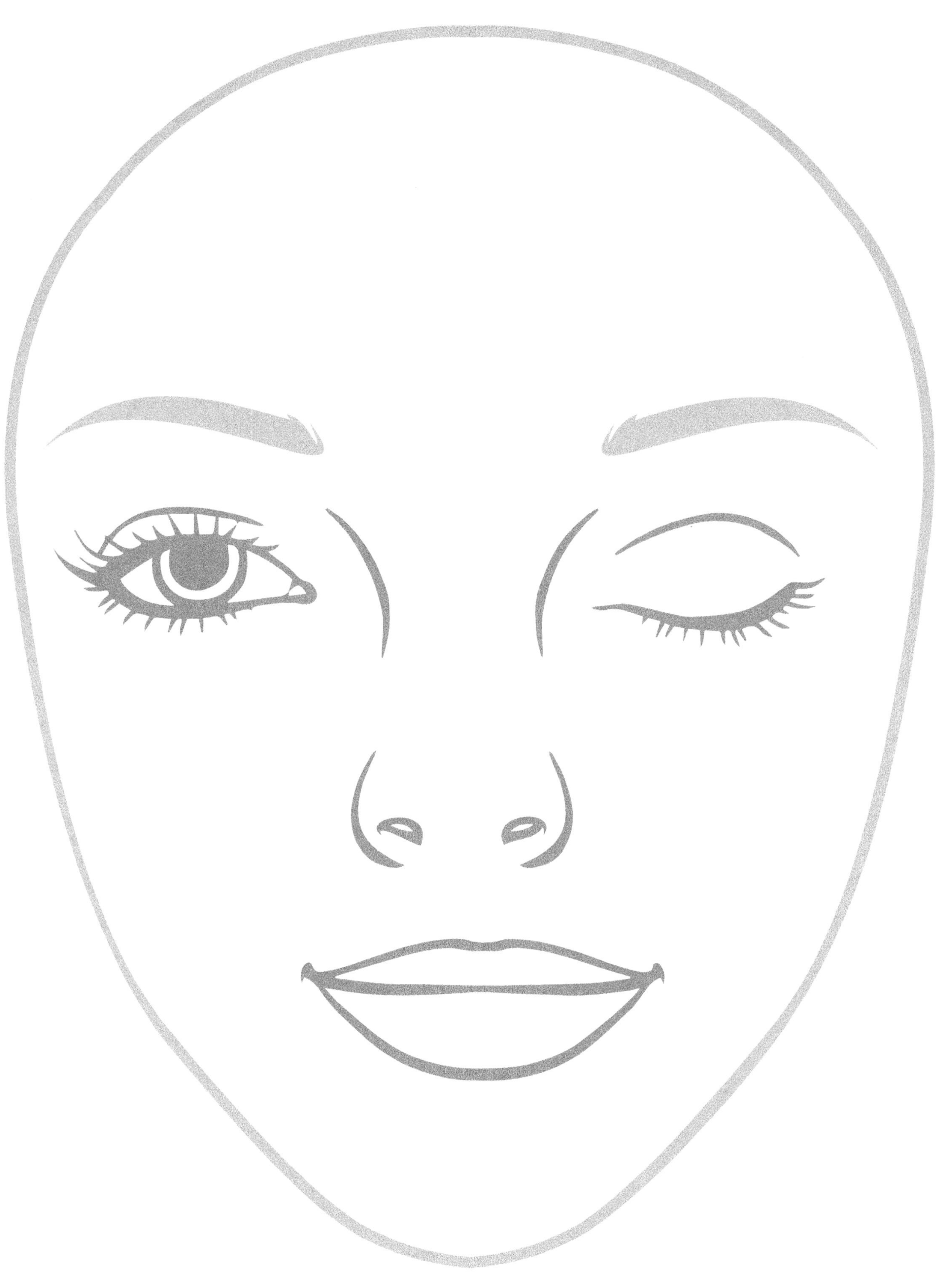

<u>NAME</u> ____________________ <u>TAG</u> ◯  <u>NACHT</u> ◯  <u>DATUM</u> ____________

<u>GESICHT</u>

MOISTURIZER

CONCEALER

FOUNDATION

HIGHLIGHT/BLUSH

<u>AUGEN</u>

BROWS

EYELID

LINER

CREASE

MASCARA

<u>LIPPEN</u>

LINER

LIP COLOR

GLOSS

<u>GESICHT</u>    <u>AUGEN</u>    <u>LIPPEN</u>

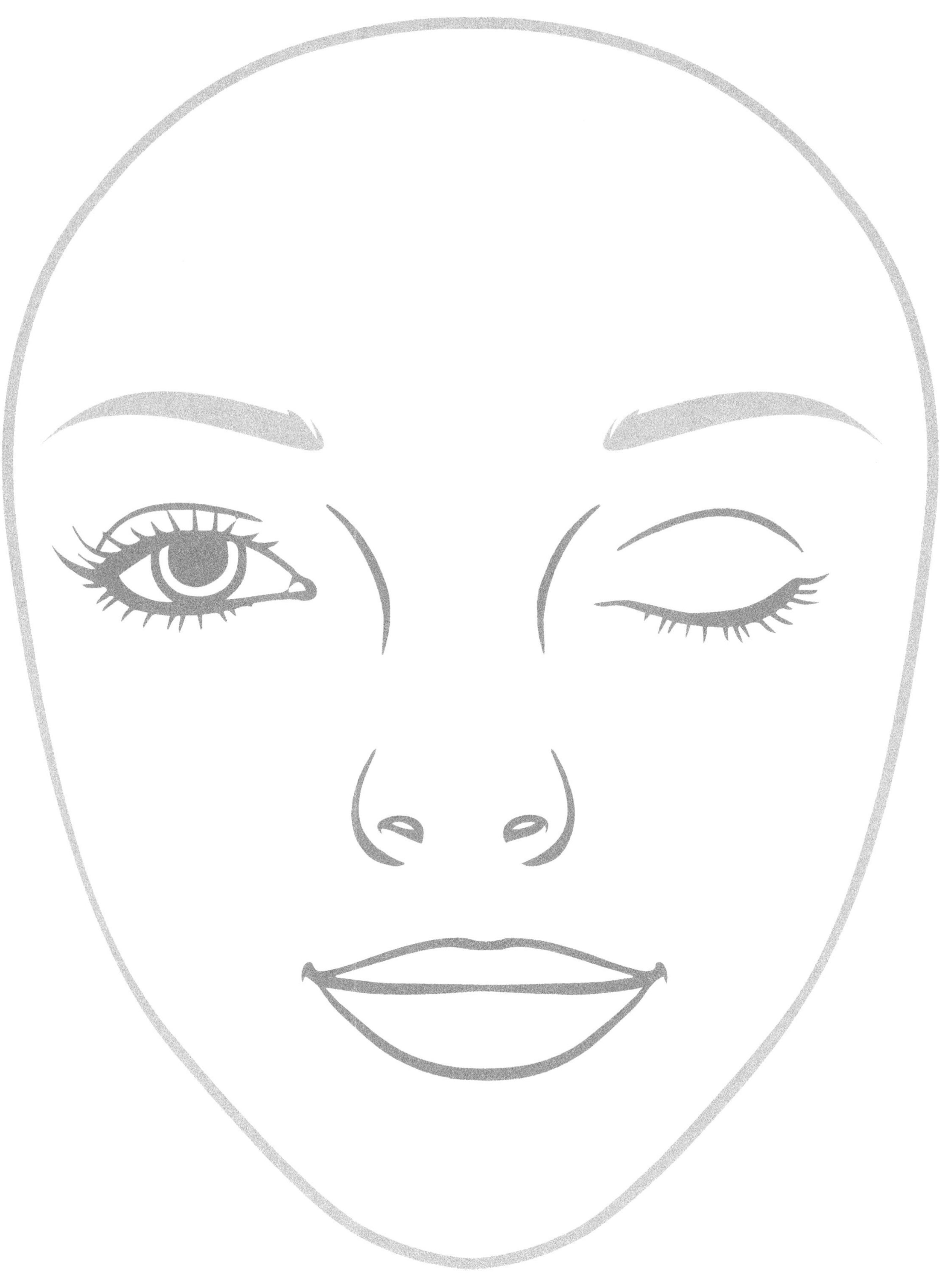

<u>NAME</u> ___________________________   <u>TAG</u> ◯   <u>NACHT</u> ◯   <u>DATUM</u> ___________

<u>GESICHT</u>

MOISTURIZER

CONCEALER

FOUNDATION

HIGHLIGHT/BLUSH

<u>AUGEN</u>

BROWS

EYELID

LINER

CREASE

MASCARA

<u>LIPPEN</u>

LINER

LIP COLOR

GLOSS

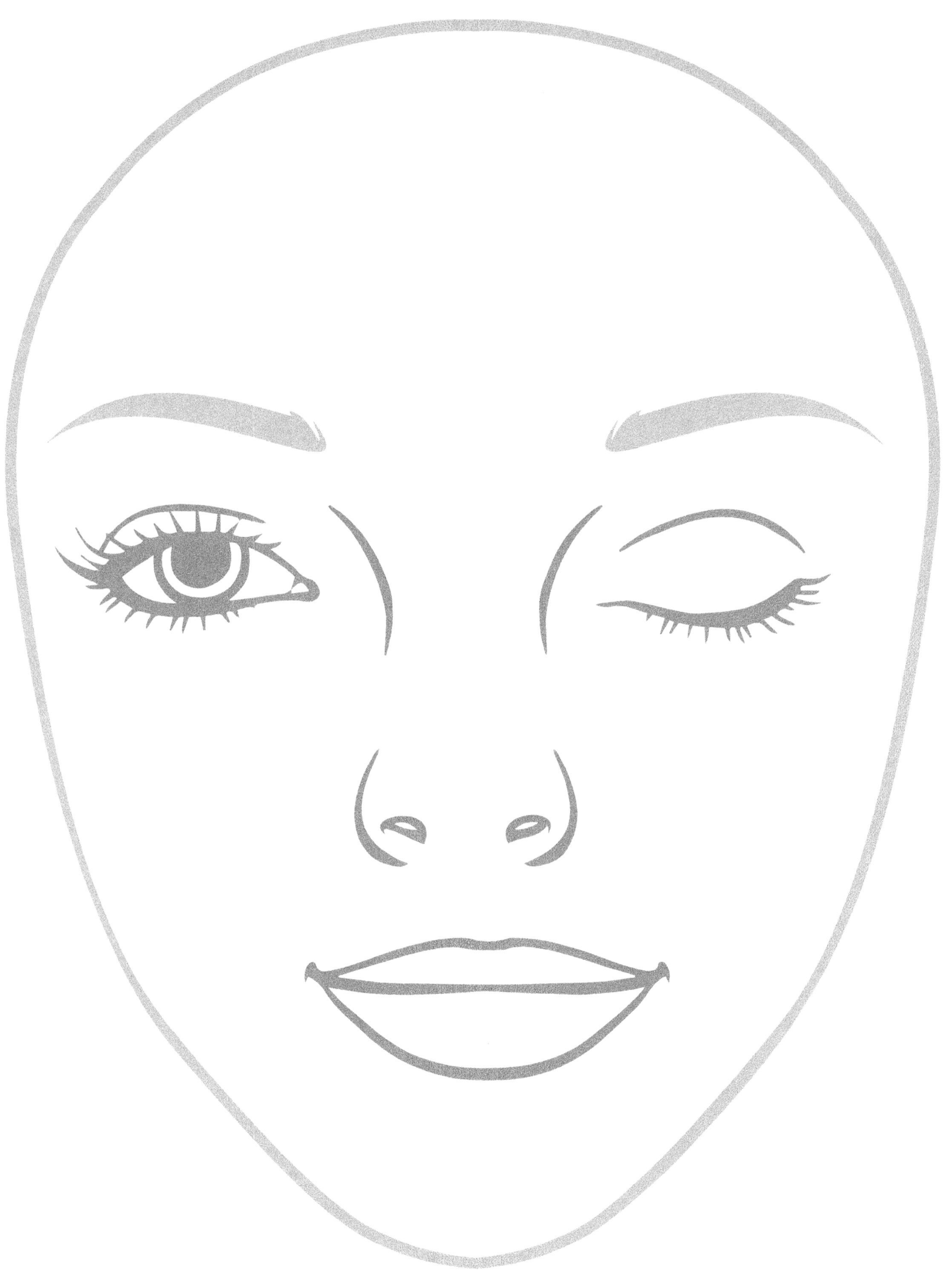

<u>NAME</u> __________________________ TAG ◯ NACHT ◯ <u>DATUM</u> ________

<u>GESICHT</u>

MOISTURIZER

CONCEALER

FOUNDATION

HIGHLIGHT/BLUSH

<u>AUGEN</u>

BROWS

EYELID

LINER

CREASE

MASCARA

<u>LIPPEN</u>

LINER

LIP COLOR

GLOSS

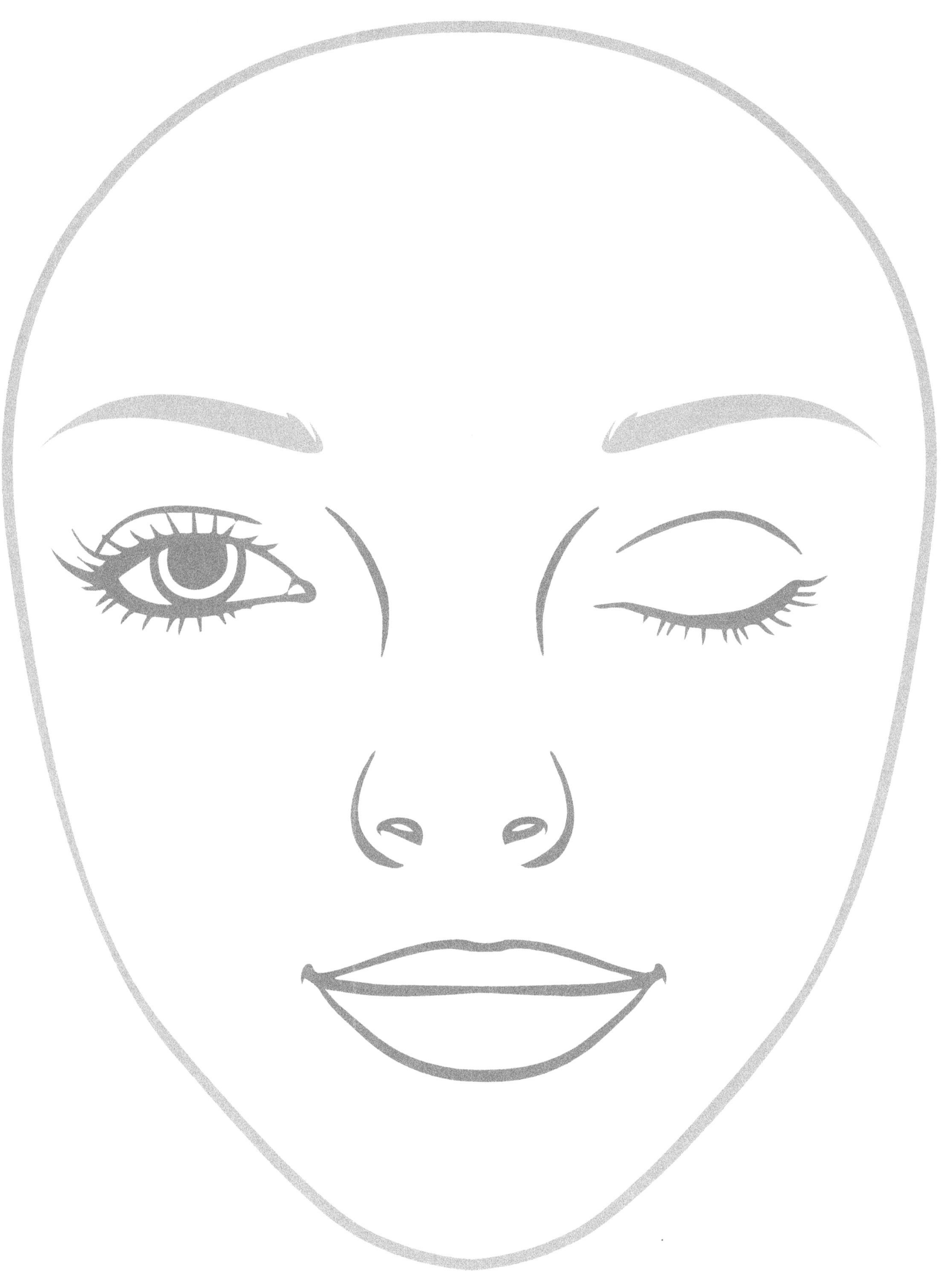

<u>NAME</u> _______________________  <u>TAG</u> ◯  <u>NACHT</u> ◯  <u>DATUM</u> _______________

<u>GESICHT</u>

MOISTURIZER

CONCEALER

FOUNDATION

HIGHLIGHT/BLUSH

<u>AUGEN</u>

BROWS

EYELID

LINER

CREASE

MASCARA

<u>LIPPEN</u>

LINER

LIP COLOR

GLOSS

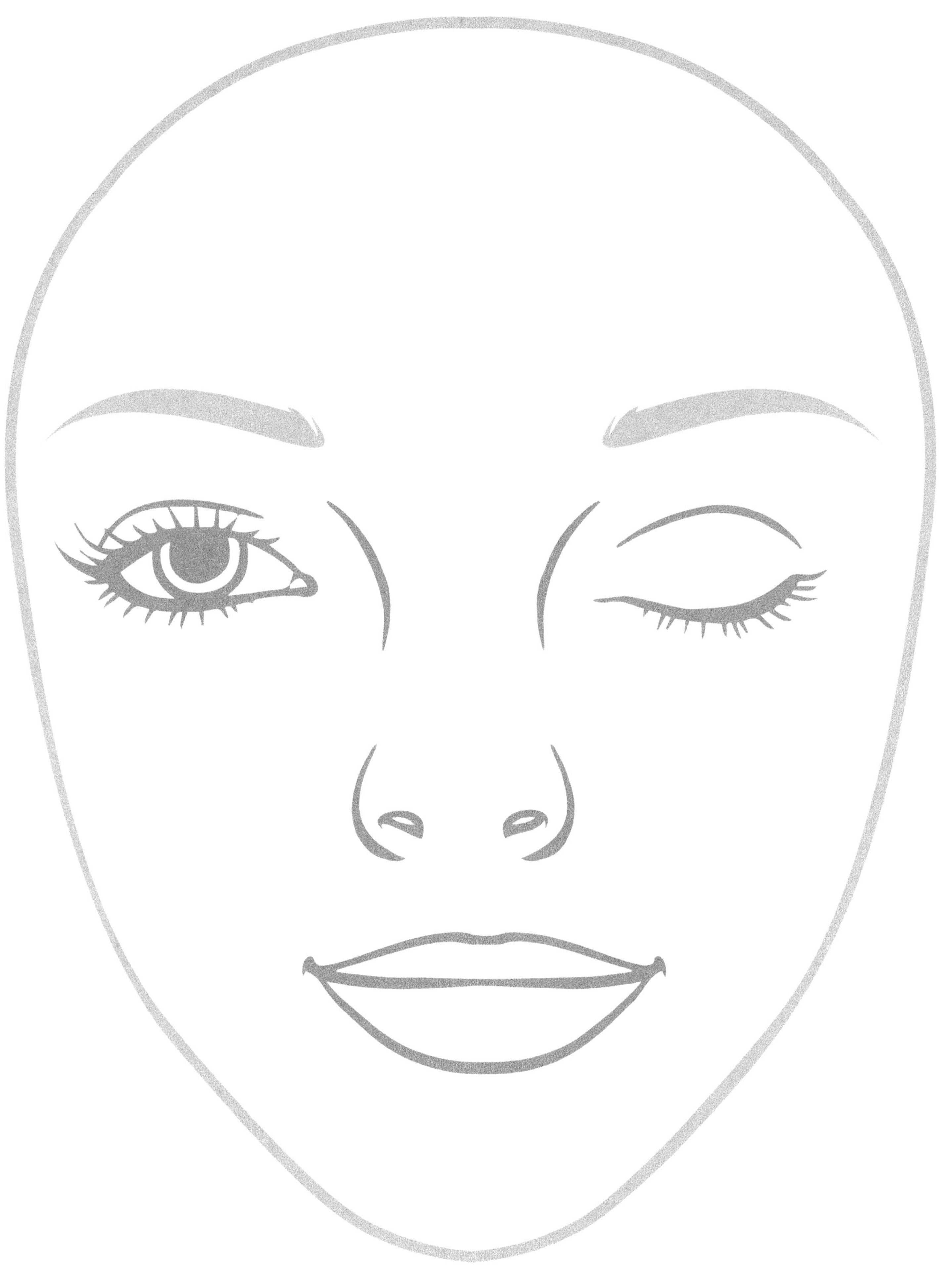

<u>NAME</u> _______________________  <u>TAG</u> ◯  <u>NACHT</u> ◯  <u>DATUM</u> _______

<u>GESICHT</u>

MOISTURIZER

CONCEALER

FOUNDATION

HIGHLIGHT/BLUSH

<u>AUGEN</u>

BROWS

EYELID

LINER

CREASE

MASCARA

<u>LIPPEN</u>

LINER

LIP COLOR

GLOSS

<u>GESICHT</u>

MOISTURIZER

<u>AUGEN</u>

BROWS

<u>LIPPEN</u>

LINER

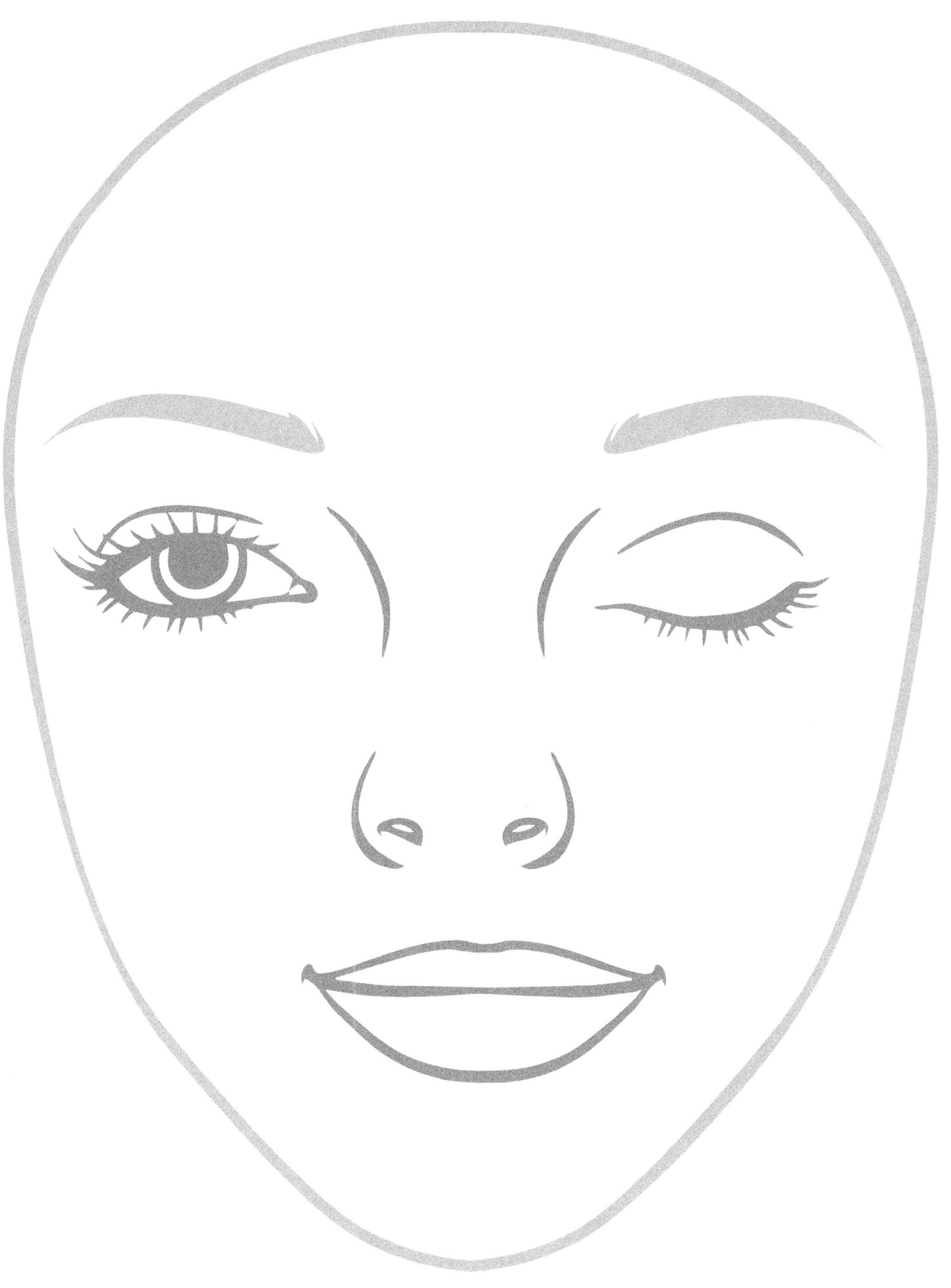

<u>NAME</u> ______________________  TAG ○  NACHT ○  <u>DATUM</u> ______

<u>GESICHT</u>

MOISTURIZER

CONCEALER

FOUNDATION

HIGHLIGHT/BLUSH

<u>AUGEN</u>

BROWS

EYELID

LINER

CREASE

MASCARA

<u>LIPPEN</u>

LINER

LIP COLOR

GLOSS

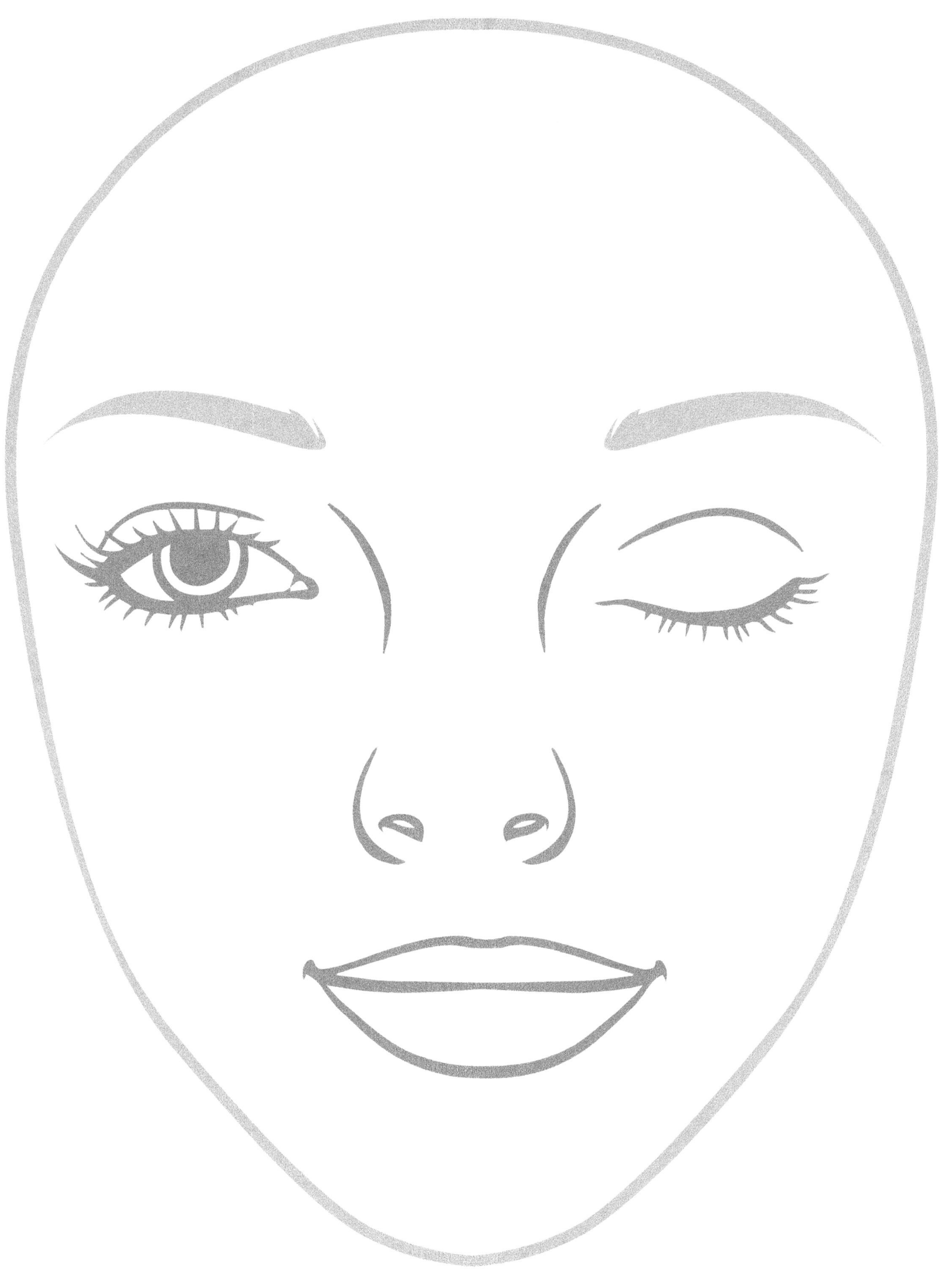

<u>NAME</u> _______________________ <u>TAG</u> ◯ <u>NACHT</u> ◯ <u>DATUM</u> _______________

<u>GESICHT</u>

MOISTURIZER

CONCEALER

FOUNDATION

HIGHLIGHT/BLUSH

<u>AUGEN</u>

BROWS

EYELID

LINER

CREASE

MASCARA

<u>LIPPEN</u>

LINER

LIP COLOR

GLOSS

<u>GESICHT</u>                    <u>AUGEN</u>                    <u>LIPPEN</u>

MOISTURIZER                  BROWS                    LINER

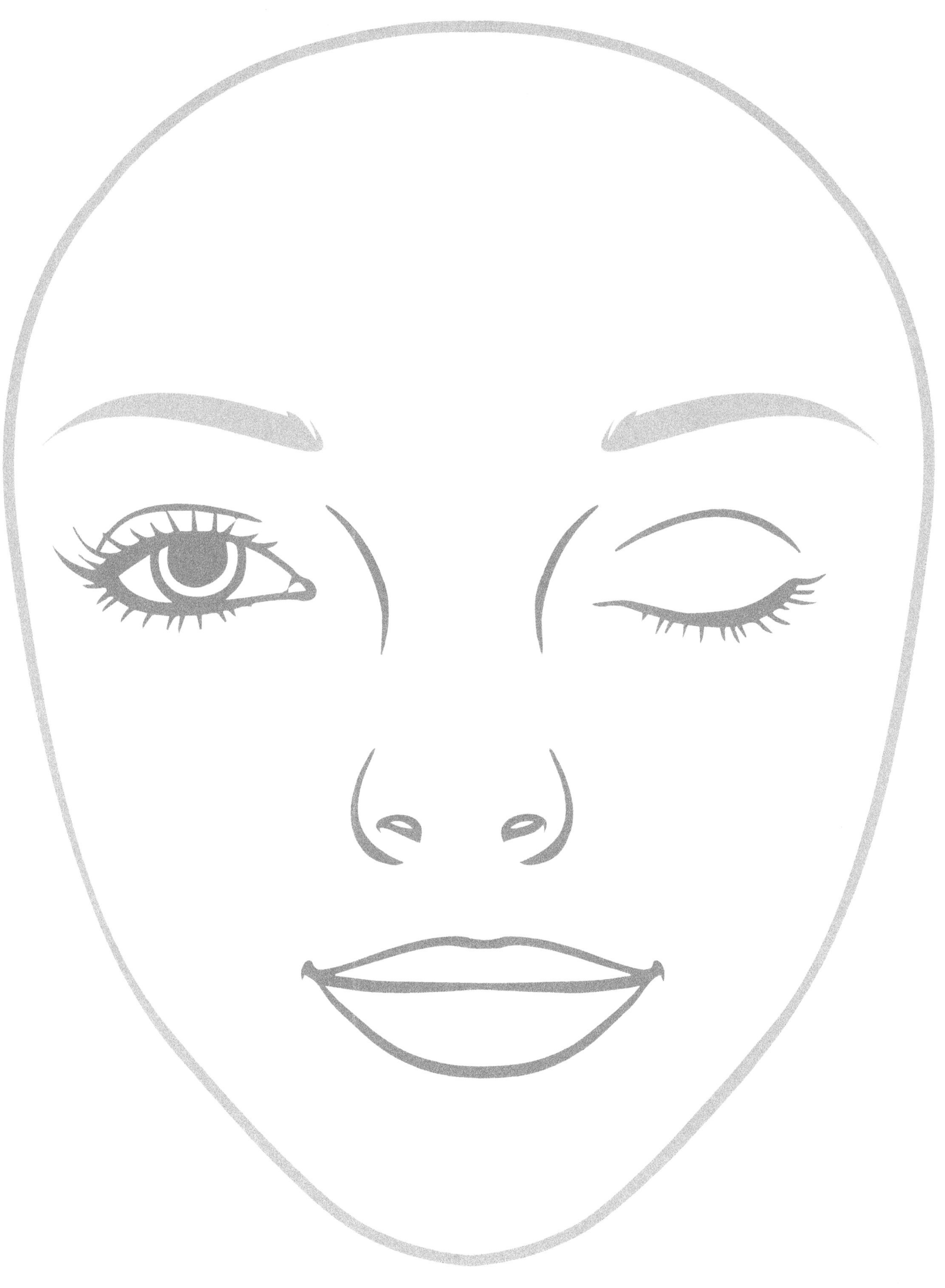

<u>NAME</u> _______________________  <u>TAG</u> ◯  <u>NACHT</u> ◯  <u>DATUM</u> _______

<u>GESICHT</u>

MOISTURIZER

CONCEALER

FOUNDATION

HIGHLIGHT/BLUSH

<u>AUGEN</u>

BROWS

EYELID

LINER

CREASE

MASCARA

<u>LIPPEN</u>

LINER

LIP COLOR

GLOSS

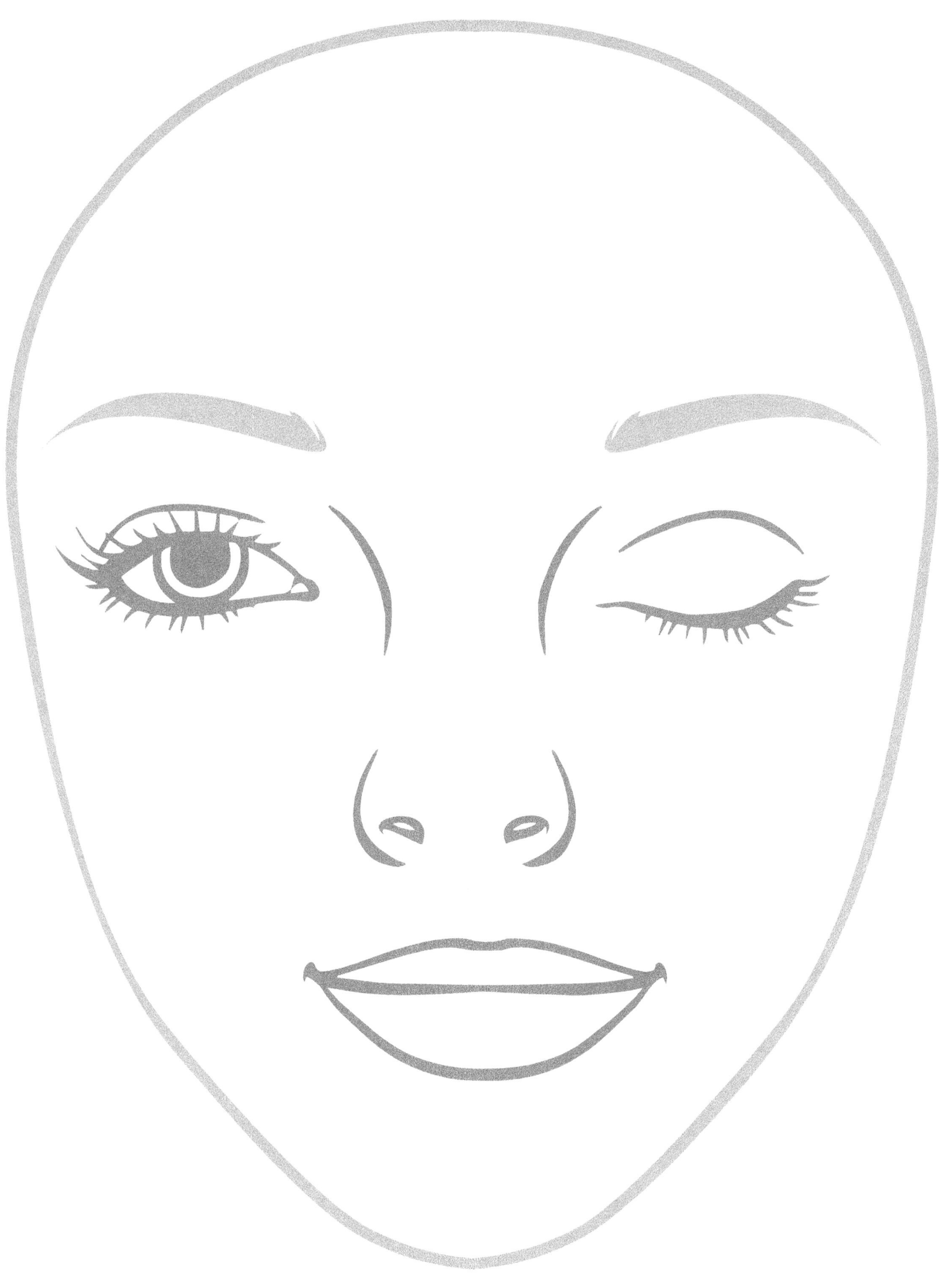

<u>NAME</u> ____________________ <u>TAG</u> ◯ <u>NACHT</u> ◯ <u>DATUM</u> __________

<u>GESICHT</u>

MOISTURIZER

CONCEALER

FOUNDATION

HIGHLIGHT/BLUSH

<u>AUGEN</u>

BROWS

EYELID

LINER

CREASE

MASCARA

<u>LIPPEN</u>

LINER

LIP COLOR

GLOSS

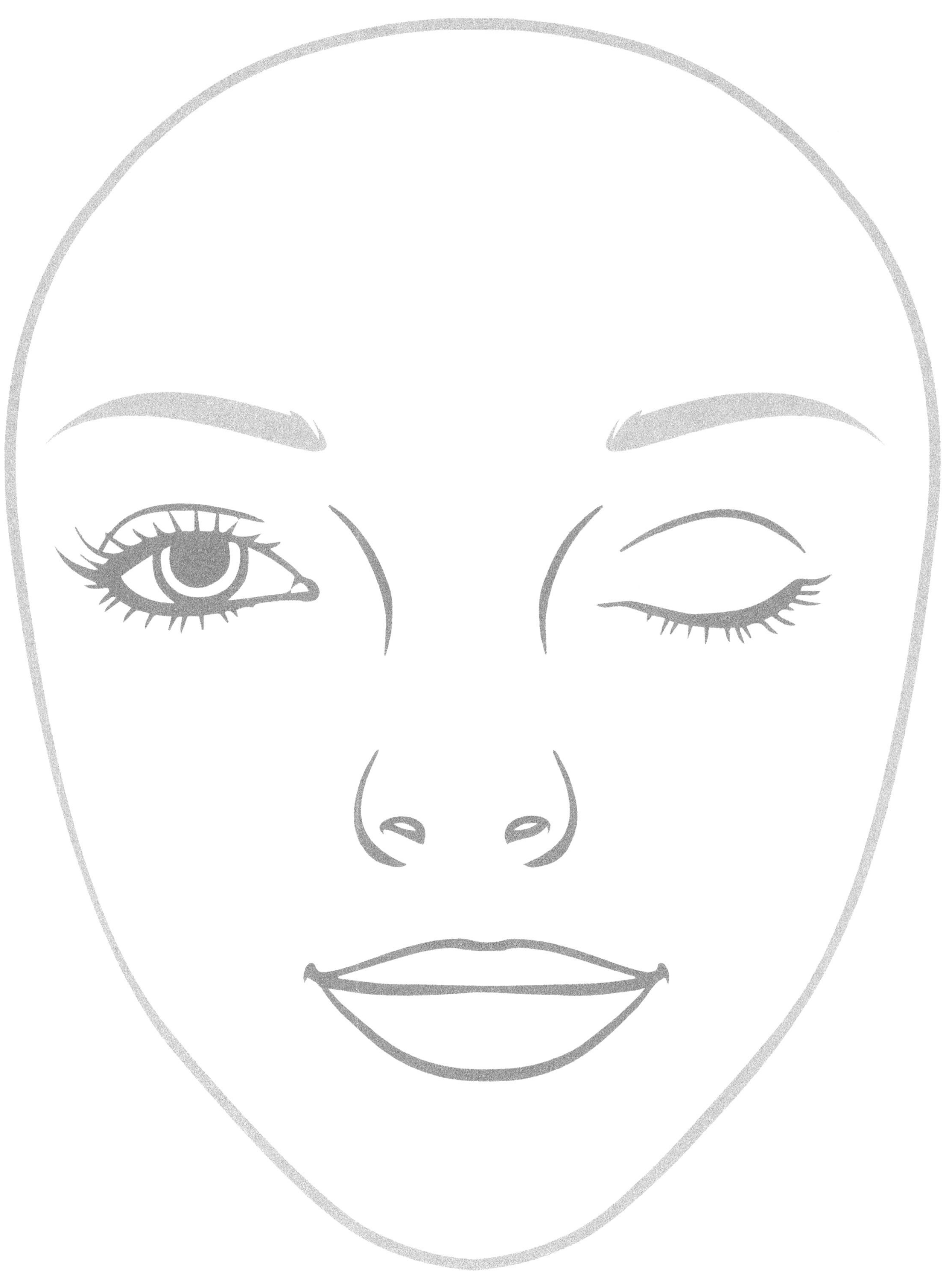

<u>NAME</u> _______________  <u>TAG</u> ◯  <u>NACHT</u> ◯  <u>DATUM</u> _______________

| <u>GESICHT</u> | <u>AUGEN</u> | <u>LIPPEN</u> |
| --- | --- | --- |
| MOISTURIZER | BROWS | LINER |
| CONCEALER | EYELID | LIP COLOR |
| FOUNDATION | LINER | GLOSS |
| HIGHLIGHT/BLUSH | CREASE | |
| | MASCARA | |

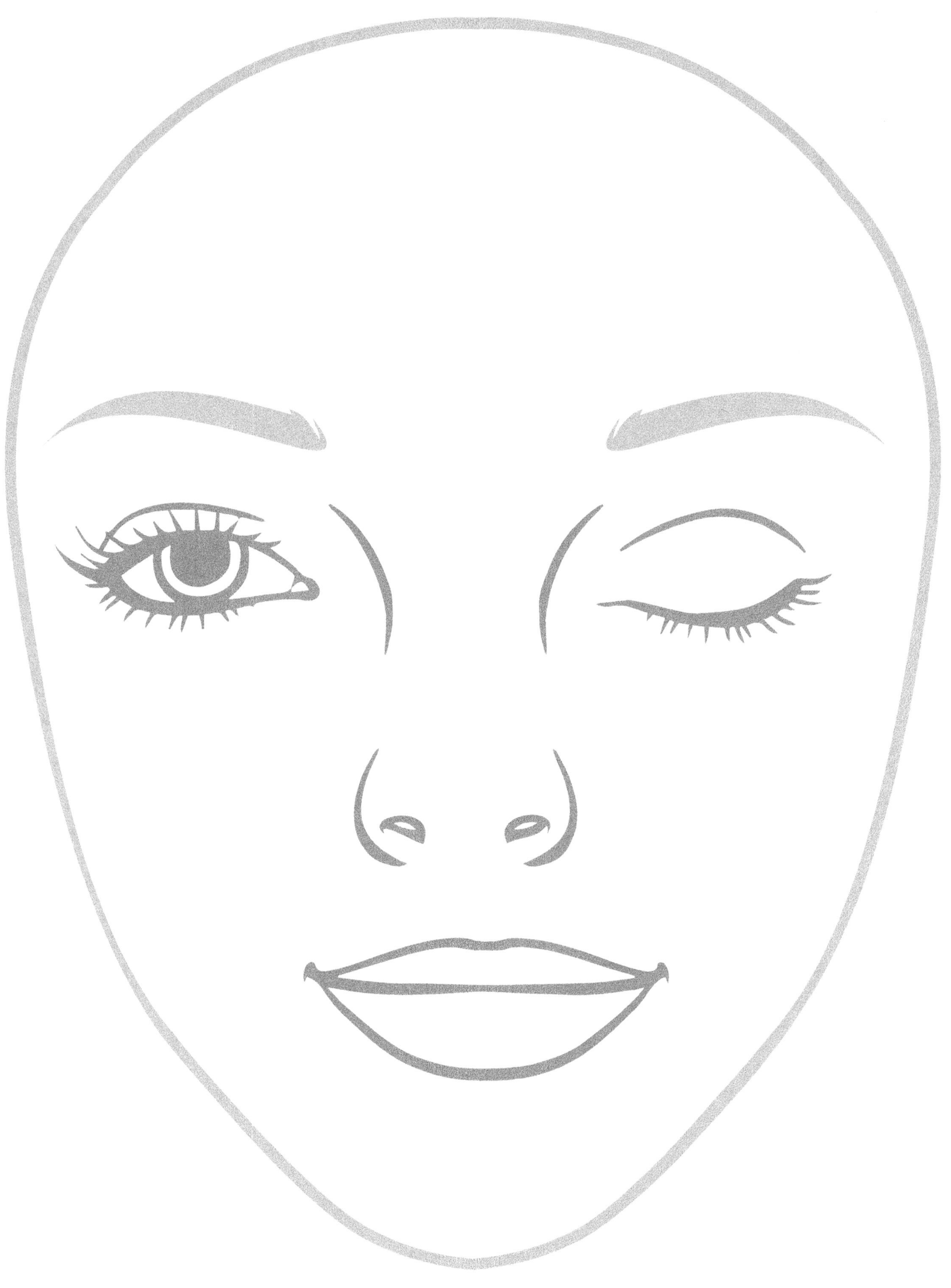

<u>NAME</u> ___________________ <u>TAG</u> ◯ <u>NACHT</u> ◯ <u>DATUM</u> ___________

<u>GESICHT</u>

MOISTURIZER

CONCEALER

FOUNDATION

HIGHLIGHT/BLUSH

<u>AUGEN</u>

BROWS

EYELID

LINER

CREASE

MASCARA

<u>LIPPEN</u>

LINER

LIP COLOR

GLOSS

<u>GESICHT</u>     <u>AUGEN</u>     <u>LIPPEN</u>

MOISTURIZER     BROWS     LINER

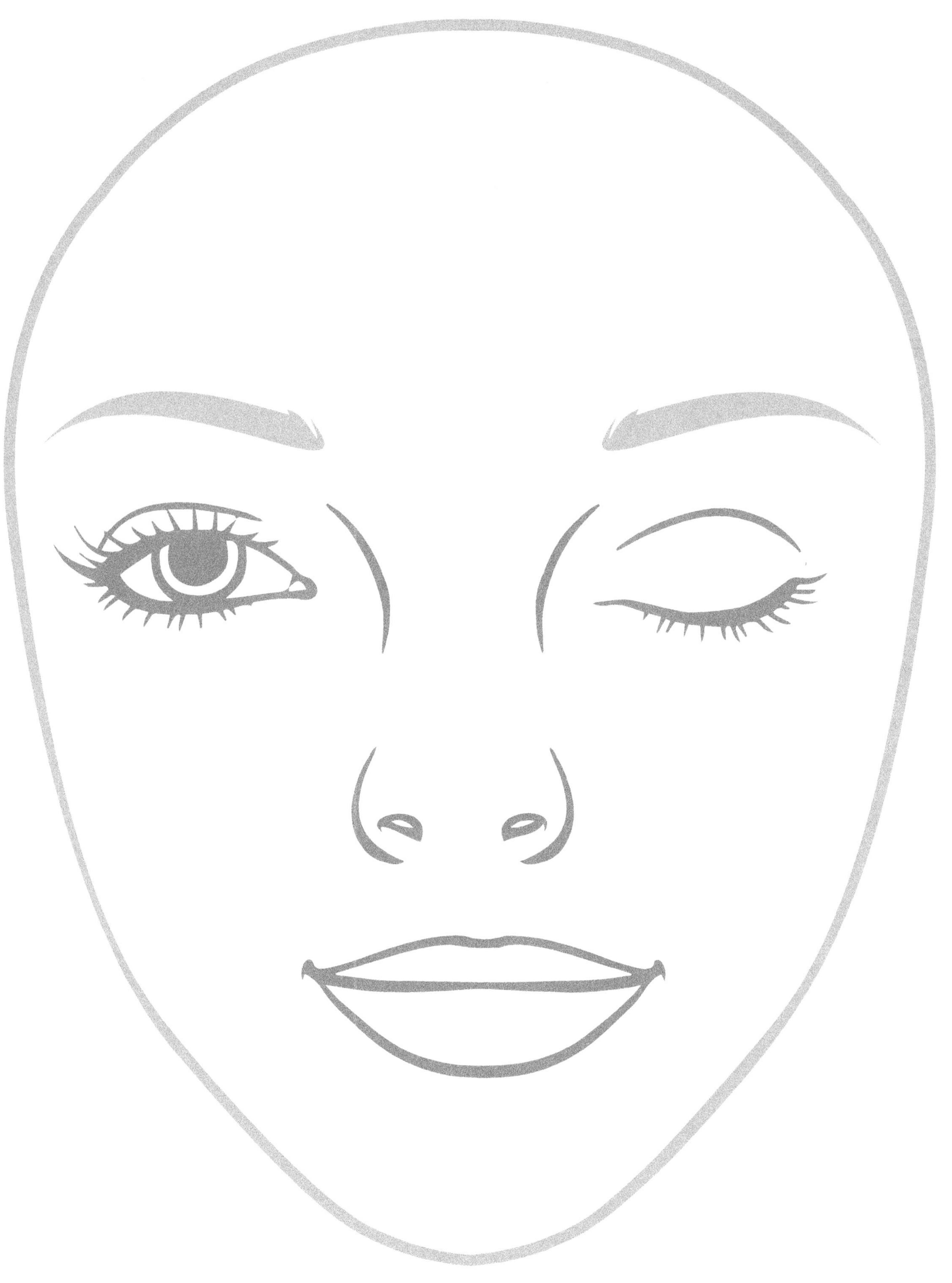

<u>NAME</u>             <u>TAG</u> ◯   <u>NACHT</u> ◯   <u>DATUM</u>

<u>GESICHT</u>

MOISTURIZER

CONCEALER

FOUNDATION

HIGHLIGHT/BLUSH

<u>AUGEN</u>

BROWS

EYELID

LINER

CREASE

MASCARA

<u>LIPPEN</u>

LINER

LIP COLOR

GLOSS

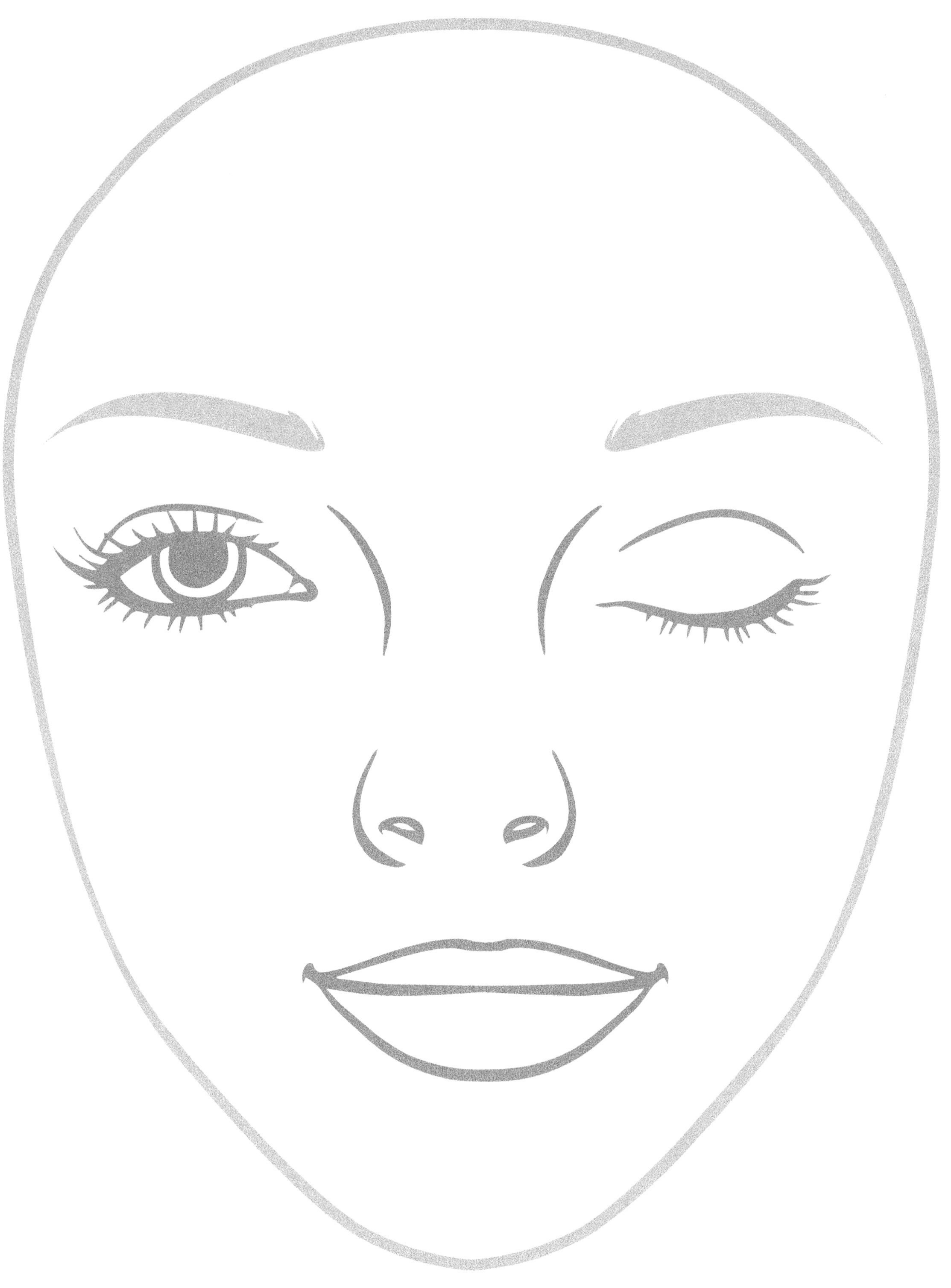

<u>NAME</u> ___________________  <u>TAG</u> ◯  <u>NACHT</u> ◯  <u>DATUM</u> ___________

<u>GESICHT</u>

MOISTURIZER

CONCEALER

FOUNDATION

HIGHLIGHT/BLUSH

<u>AUGEN</u>

BROWS

EYELID

LINER

CREASE

MASCARA

<u>LIPPEN</u>

LINER

LIP COLOR

GLOSS

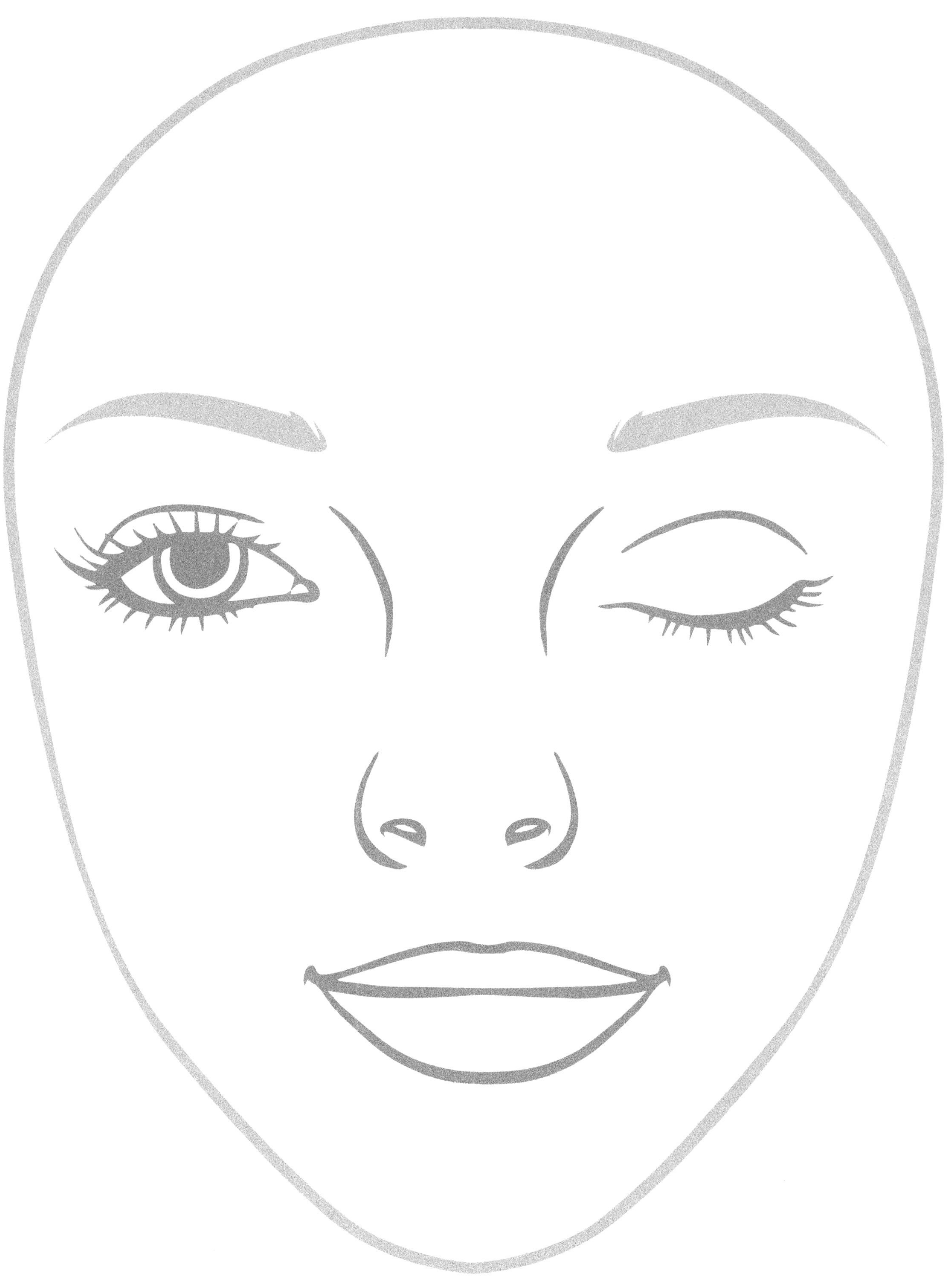

<u>NAME</u> _______________________    <u>TAG</u> ◯    <u>NACHT</u> ◯    <u>DATUM</u> _______________

<u>GESICHT</u>

MOISTURIZER

CONCEALER

FOUNDATION

HIGHLIGHT/BLUSH

<u>AUGEN</u>

BROWS

EYELID

LINER

CREASE

MASCARA

<u>LIPPEN</u>

LINER

LIP COLOR

GLOSS

<u>AUGEN</u>

<u>LIPPEN</u>

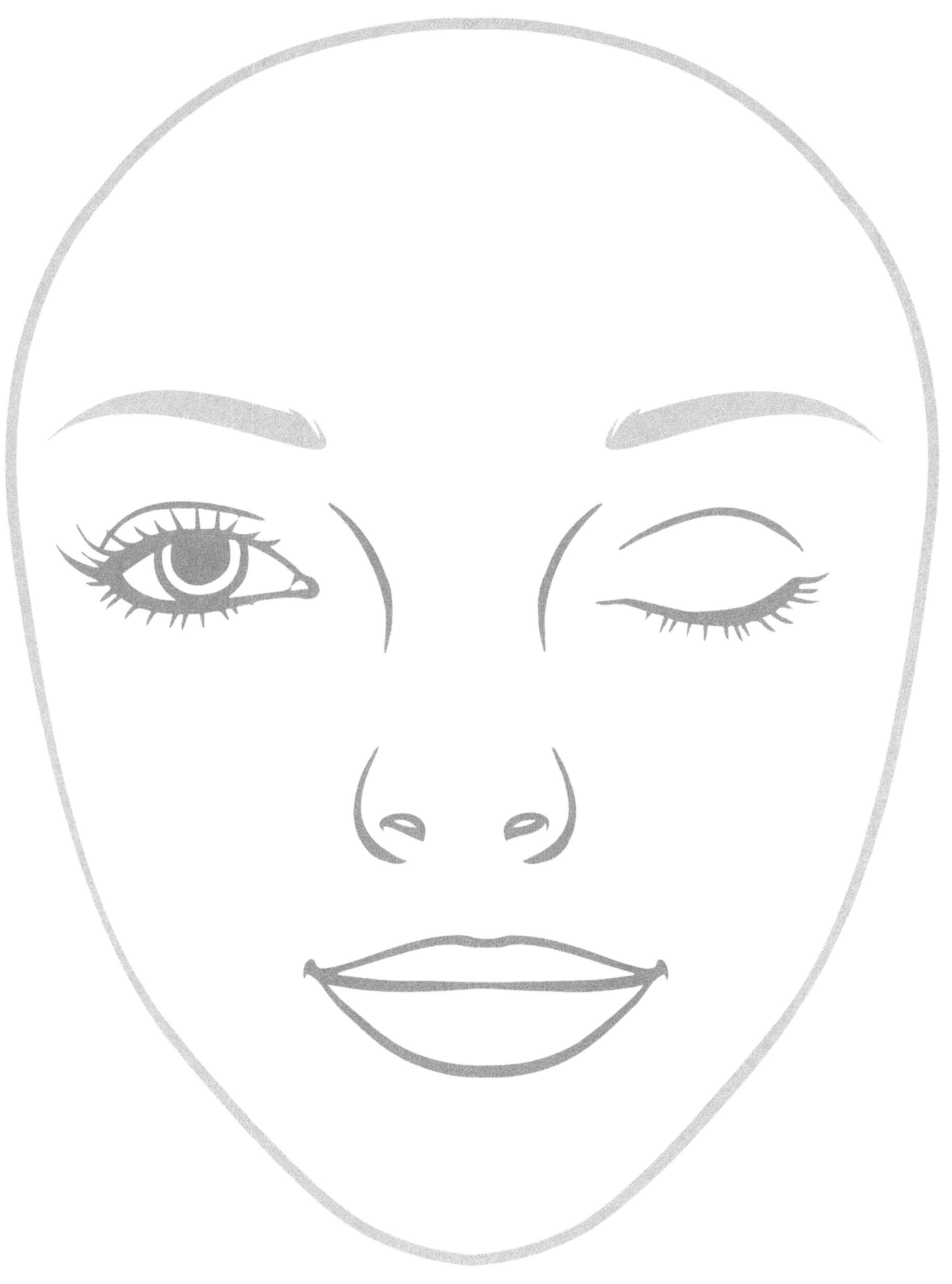

<u>NAME</u> ______________________  <u>TAG</u> ◯  <u>NACHT</u> ◯  <u>DATUM</u> ______

<u>GESICHT</u>

MOISTURIZER

CONCEALER

FOUNDATION

HIGHLIGHT/BLUSH

<u>AUGEN</u>

BROWS

EYELID

LINER

CREASE

MASCARA

<u>LIPPEN</u>

LINER

LIP COLOR

GLOSS

<u>GESICHT</u>　　　　<u>AUGEN</u>　　　　<u>LIPPEN</u>

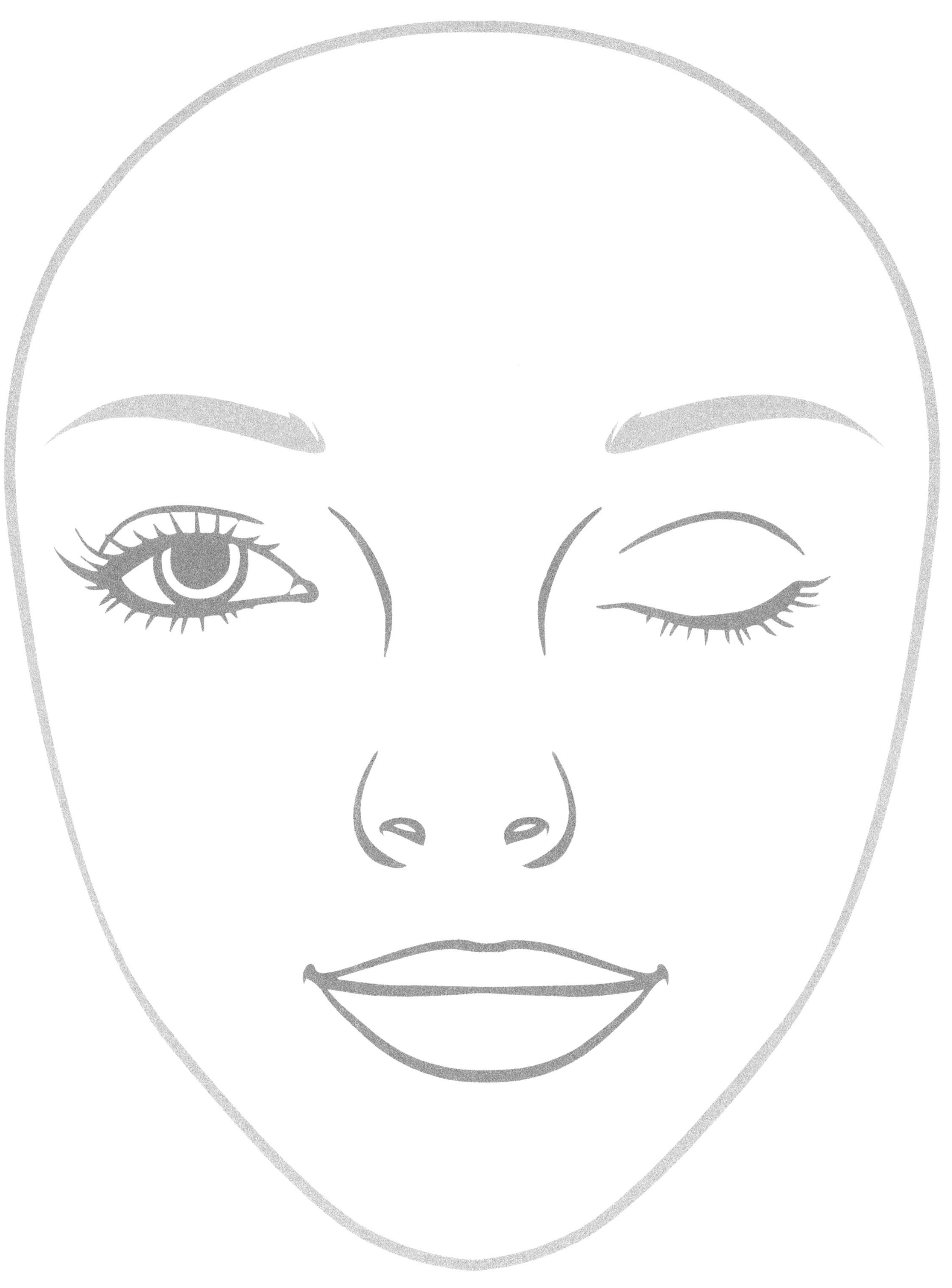

<u>NAME</u> ______________________      <u>TAG</u> ○   <u>NACHT</u> ○   <u>DATUM</u> ______

<u>GESICHT</u>

MOISTURIZER

CONCEALER

FOUNDATION

HIGHLIGHT/BLUSH

<u>AUGEN</u>

BROWS

EYELID

LINER

CREASE

MASCARA

<u>LIPPEN</u>

LINER

LIP COLOR

GLOSS

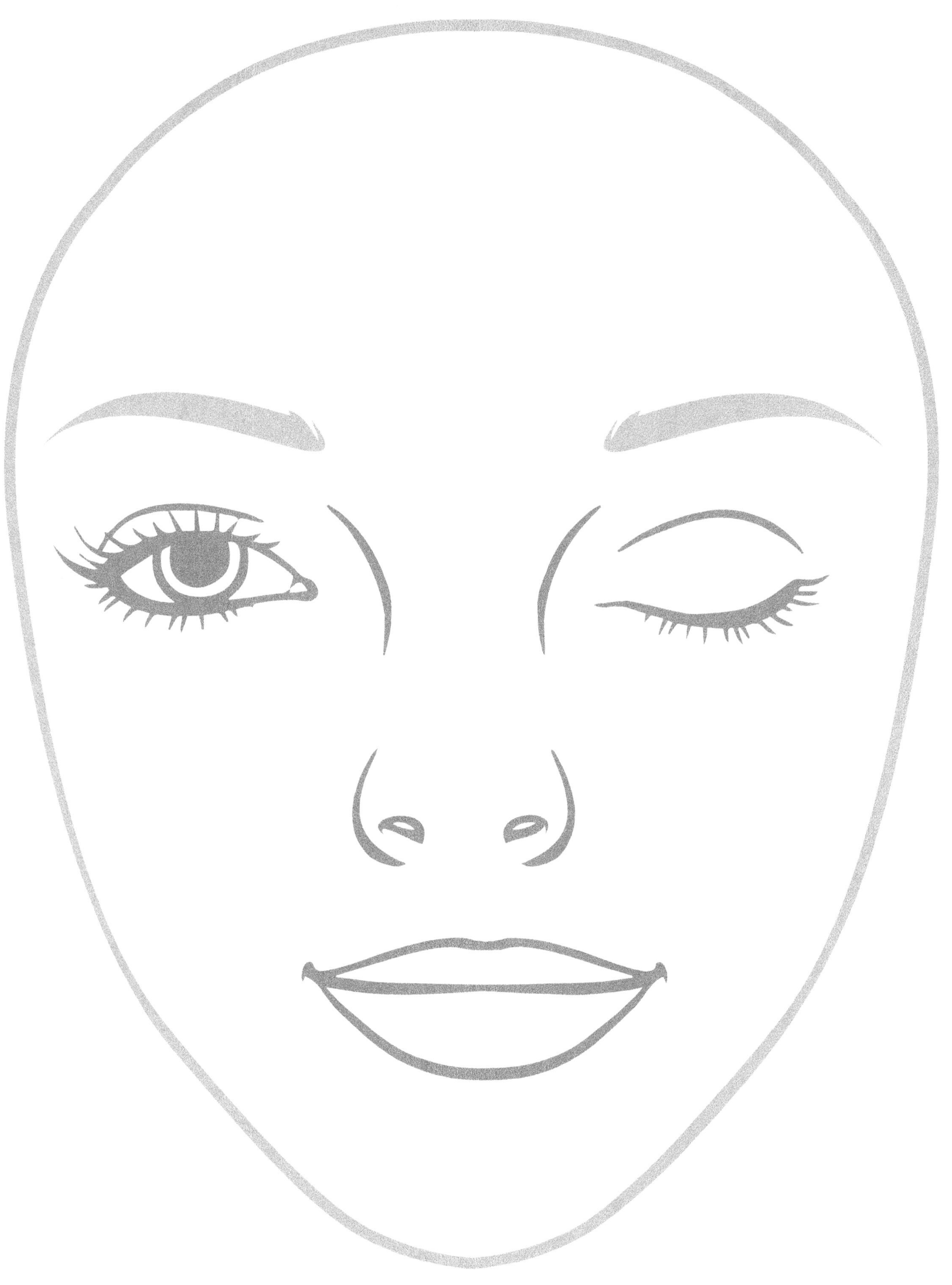

<u>NAME</u> ___________________________  <u>TAG</u> ◯  <u>NACHT</u> ◯  <u>DATUM</u> _________

<u>GESICHT</u>

MOISTURIZER

CONCEALER

FOUNDATION

HIGHLIGHT/BLUSH

<u>AUGEN</u>

BROWS

EYELID

LINER

CREASE

MASCARA

<u>LIPPEN</u>

LINER

LIP COLOR

GLOSS

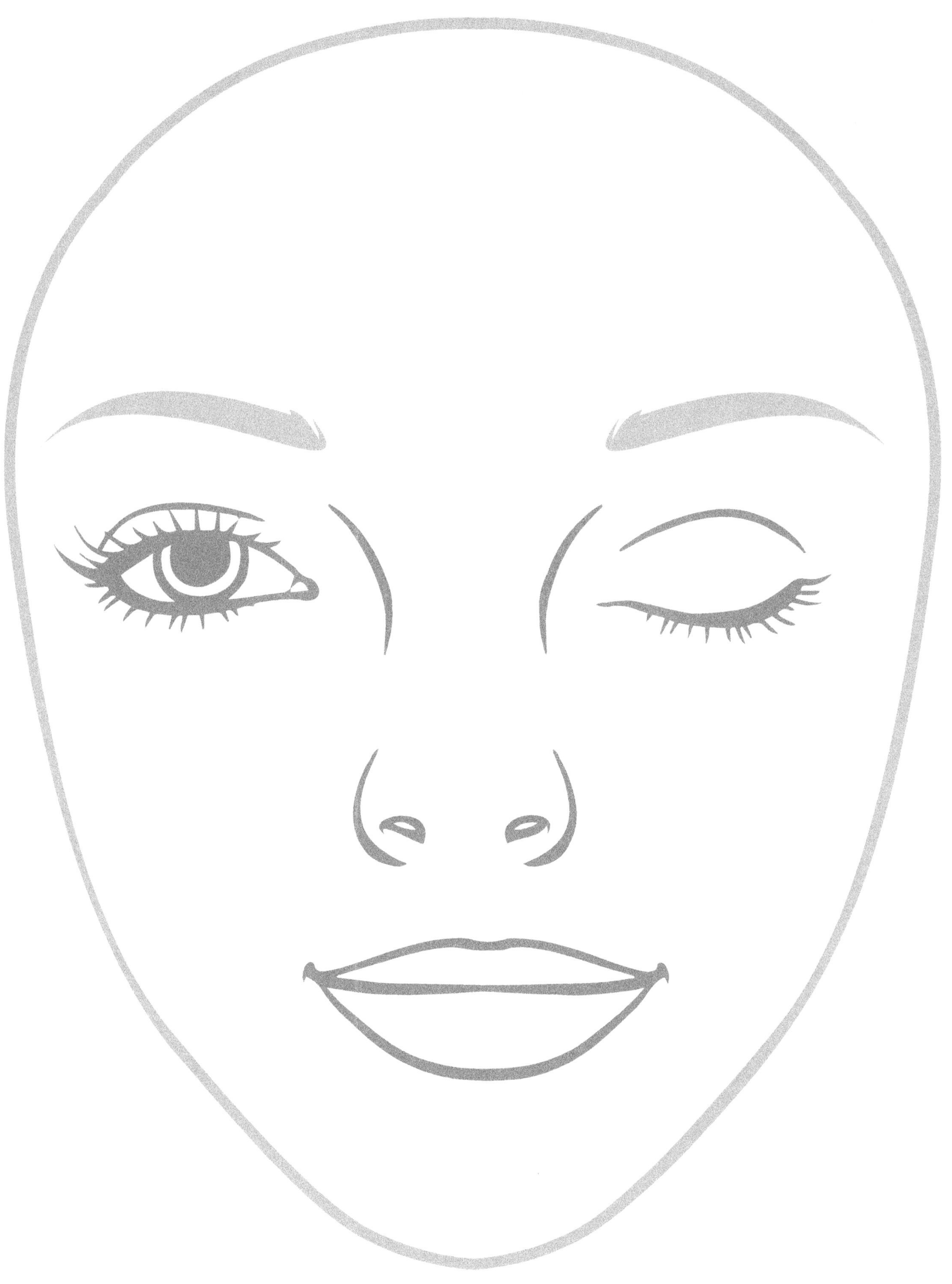

<u>NAME</u> _______________________ <u>TAG</u> ◯ <u>NACHT</u> ◯ <u>DATUM</u> _______

<u>GESICHT</u>

MOISTURIZER


CONCEALER


FOUNDATION


HIGHLIGHT/BLUSH


<u>AUGEN</u>

BROWS


EYELID


LINER


CREASE


MASCARA


<u>LIPPEN</u>

LINER


LIP COLOR


GLOSS

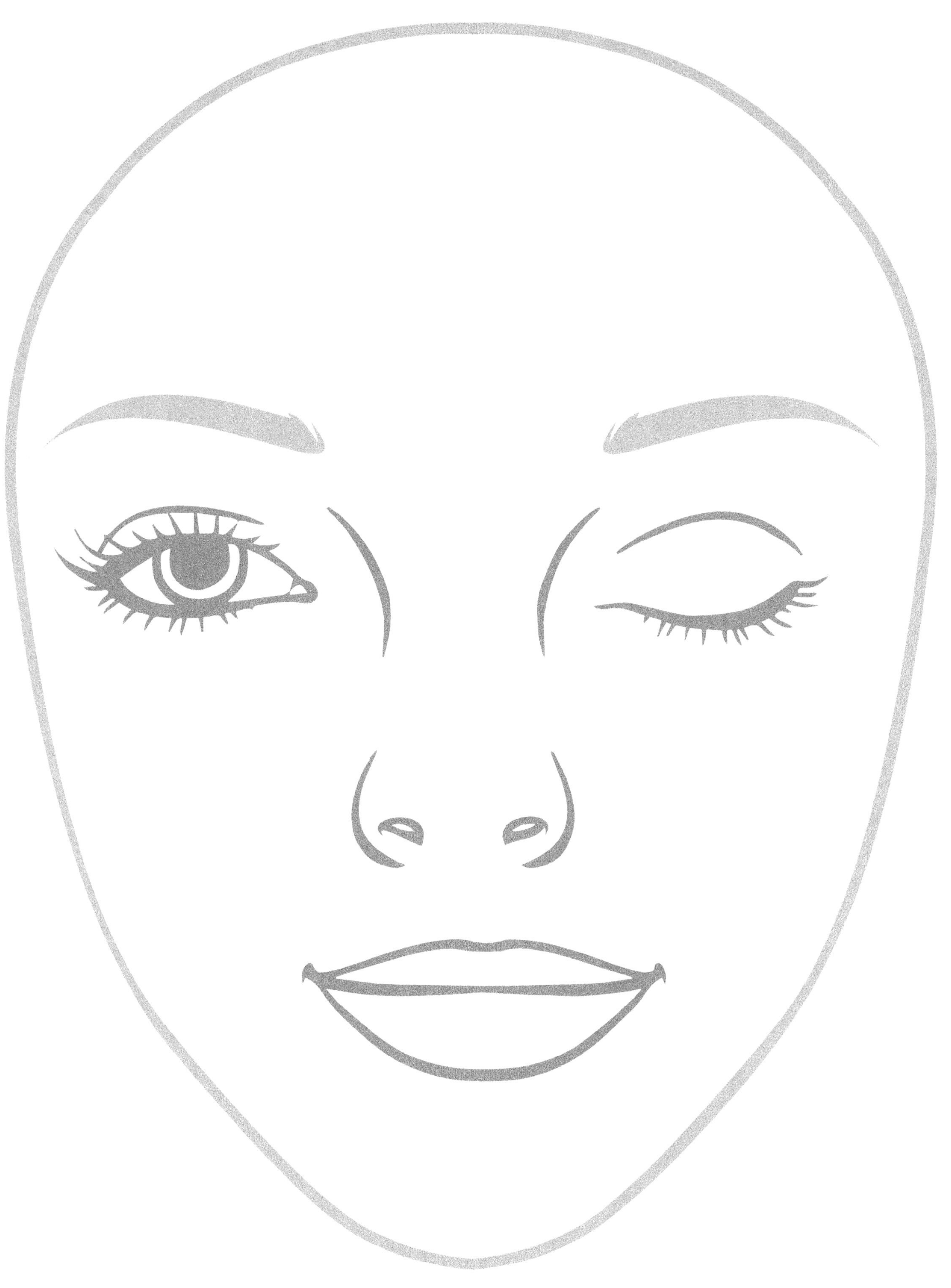

<u>NAME</u> ____________________   <u>TAG</u> ◯   <u>NACHT</u> ◯   <u>DATUM</u> ____________

<u>GESICHT</u>

MOISTURIZER

CONCEALER

FOUNDATION

HIGHLIGHT/BLUSH

<u>AUGEN</u>

BROWS

EYELID

LINER

CREASE

MASCARA

<u>LIPPEN</u>

LINER

LIP COLOR

GLOSS

<u>GESICHT</u>           <u>AUGEN</u>           <u>LIPPEN</u>

MOISTURIZER       BROWS           LINER

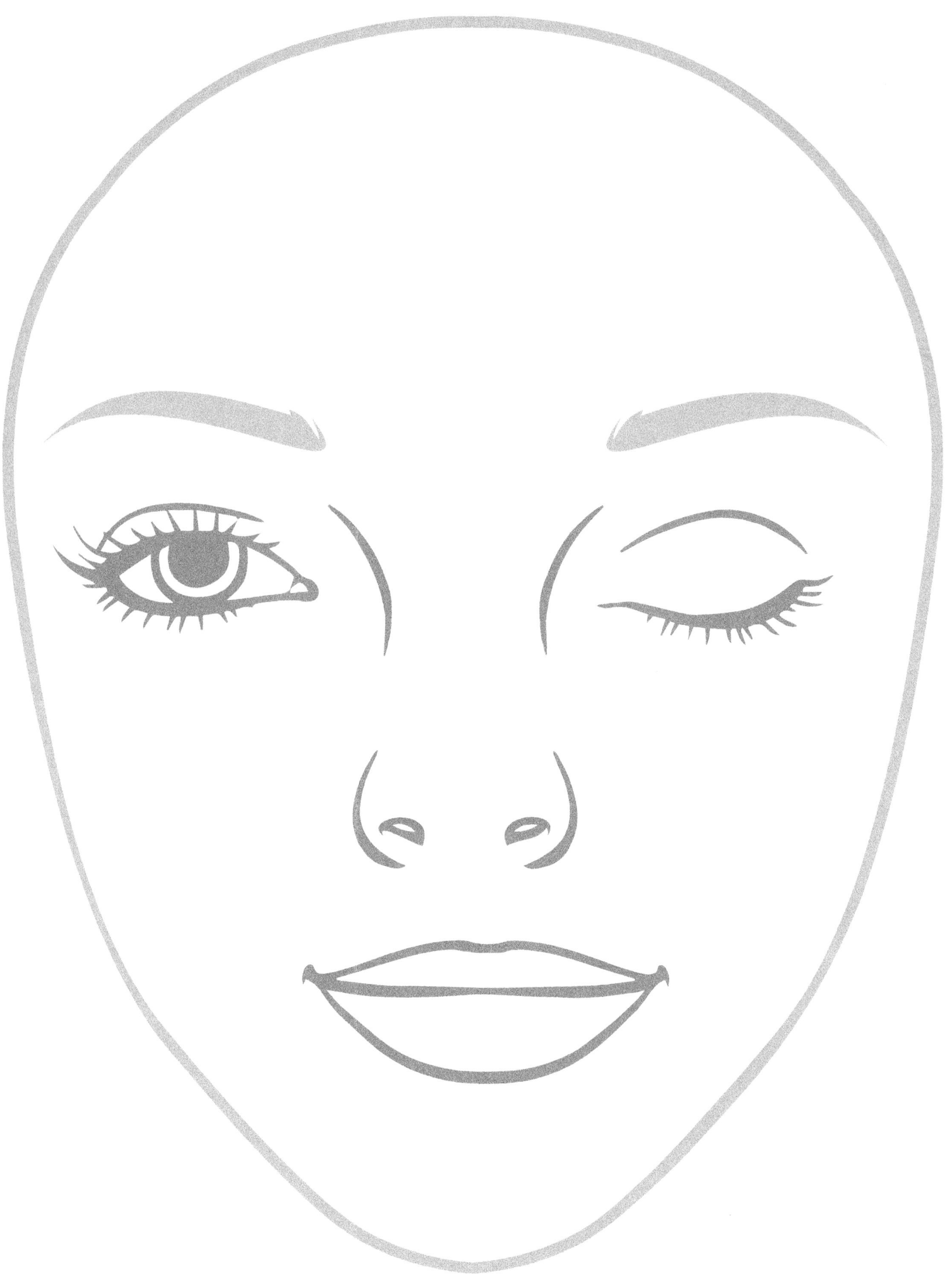

<u>NAME</u> _______________________  <u>TAG</u> ○  <u>NACHT</u> ○  <u>DATUM</u> _______

| <u>GESICHT</u> | <u>AUGEN</u> | <u>LIPPEN</u> |
| --- | --- | --- |
| MOISTURIZER | BROWS | LINER |
| CONCEALER | EYELID | LIP COLOR |
| FOUNDATION | LINER | GLOSS |
| HIGHLIGHT/BLUSH | CREASE | |
| | MASCARA | |

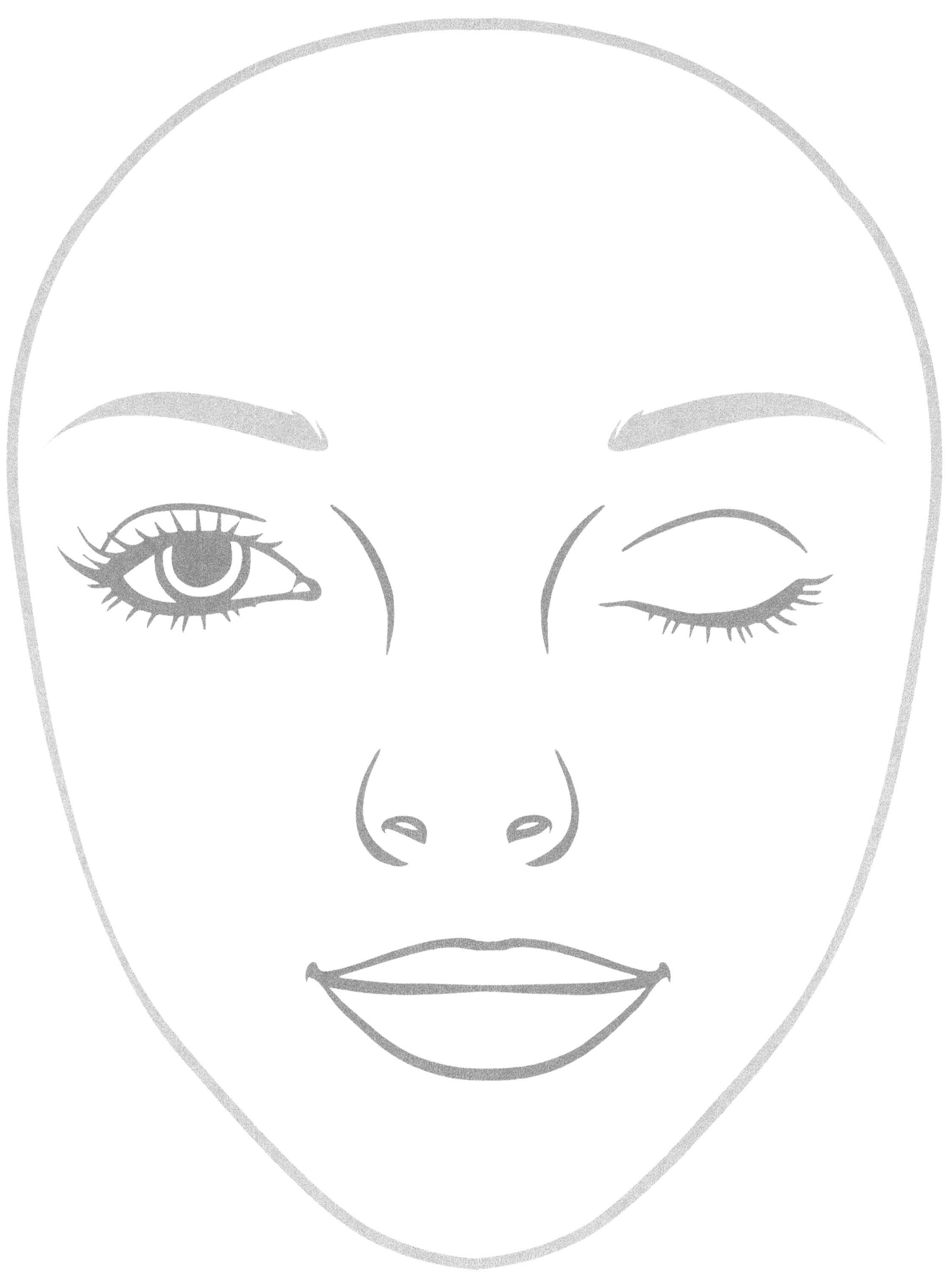

<u>NAME</u>       <u>TAG</u> ○   <u>NACHT</u> ○   <u>DATUM</u>

| <u>GESICHT</u> | <u>AUGEN</u> | <u>LIPPEN</u> |
|---|---|---|
| MOISTURIZER | BROWS | LINER |
| CONCEALER | EYELID | LIP COLOR |
| FOUNDATION | LINER | GLOSS |
| HIGHLIGHT/BLUSH | CREASE | |
| | MASCARA | |

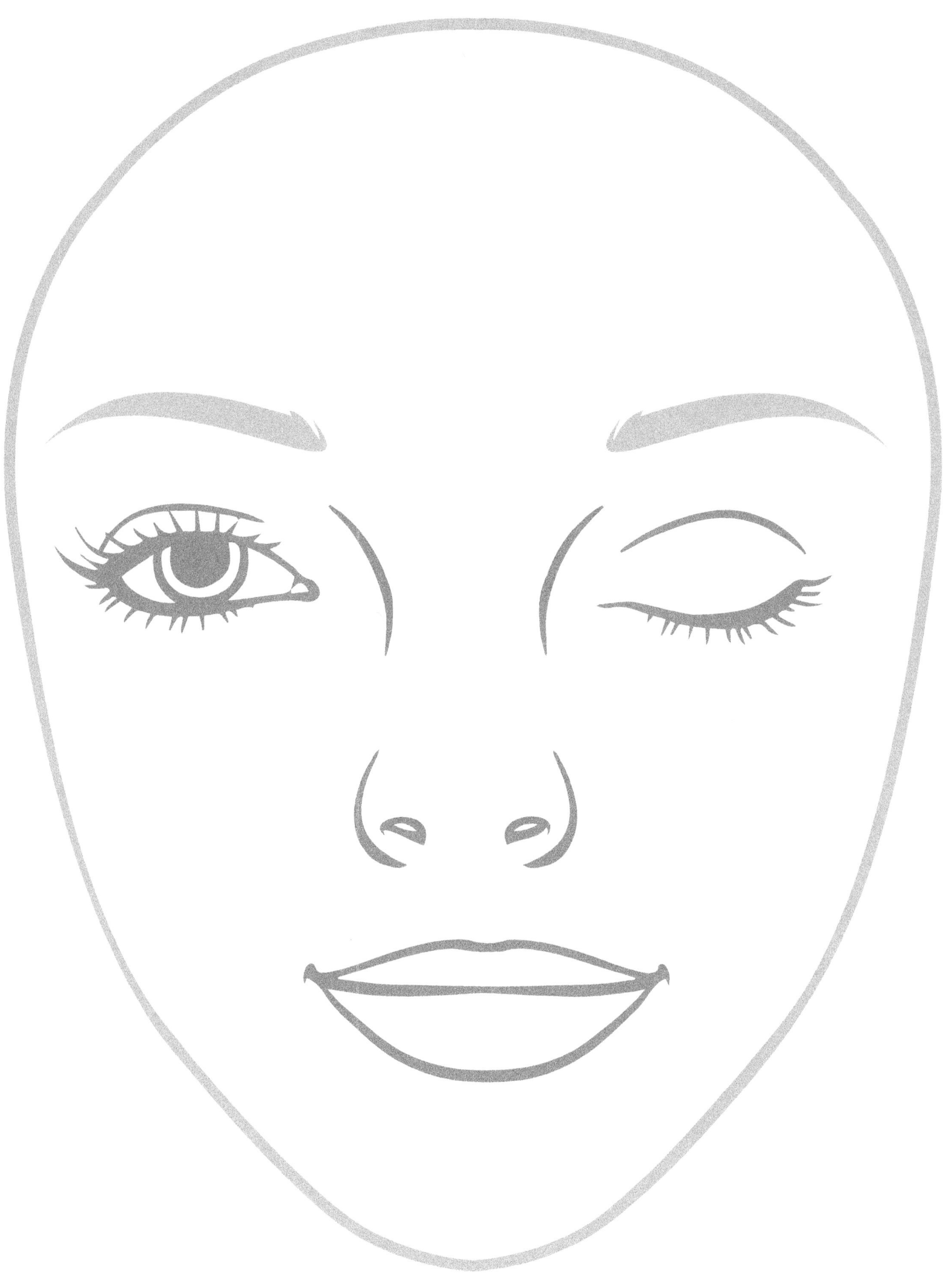

<u>NAME</u> ___________________  TAG ○  NACHT ○  <u>DATUM</u> ___________

<u>GESICHT</u>

MOISTURIZER

CONCEALER

FOUNDATION

HIGHLIGHT/BLUSH

<u>AUGEN</u>

BROWS

EYELID

LINER

CREASE

MASCARA

<u>LIPPEN</u>

LINER

LIP COLOR

GLOSS

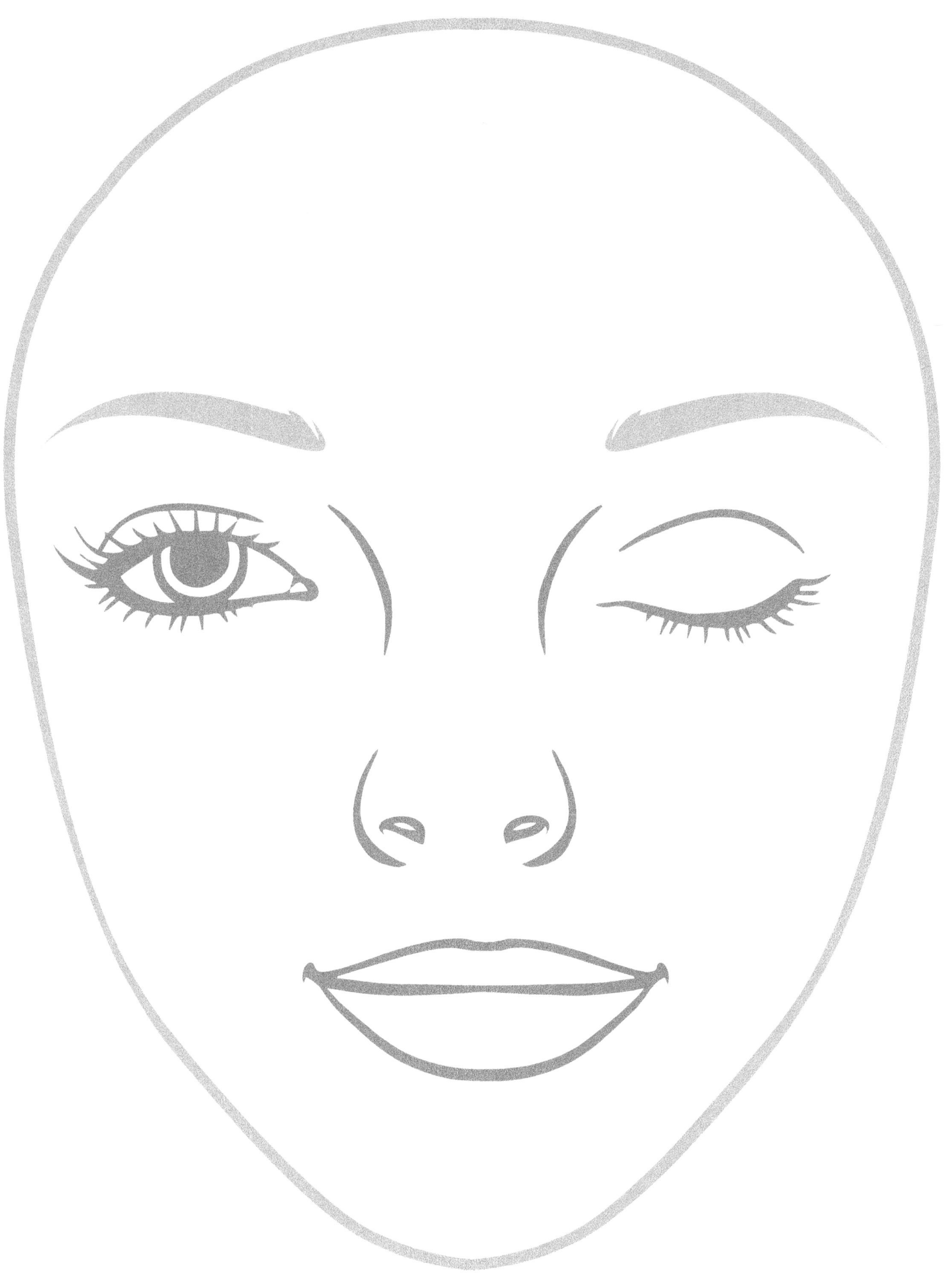

<u>NAME</u> __________________________  <u>TAG</u> ◯  <u>NACHT</u> ◯  <u>DATUM</u> __________

<u>GESICHT</u>

MOISTURIZER

CONCEALER

FOUNDATION

HIGHLIGHT/BLUSH

<u>AUGEN</u>

BROWS

EYELID

LINER

CREASE

MASCARA

<u>LIPPEN</u>

LINER

LIP COLOR

GLOSS

<u>GESICHT</u>          <u>AUGEN</u>          <u>LIPPEN</u>

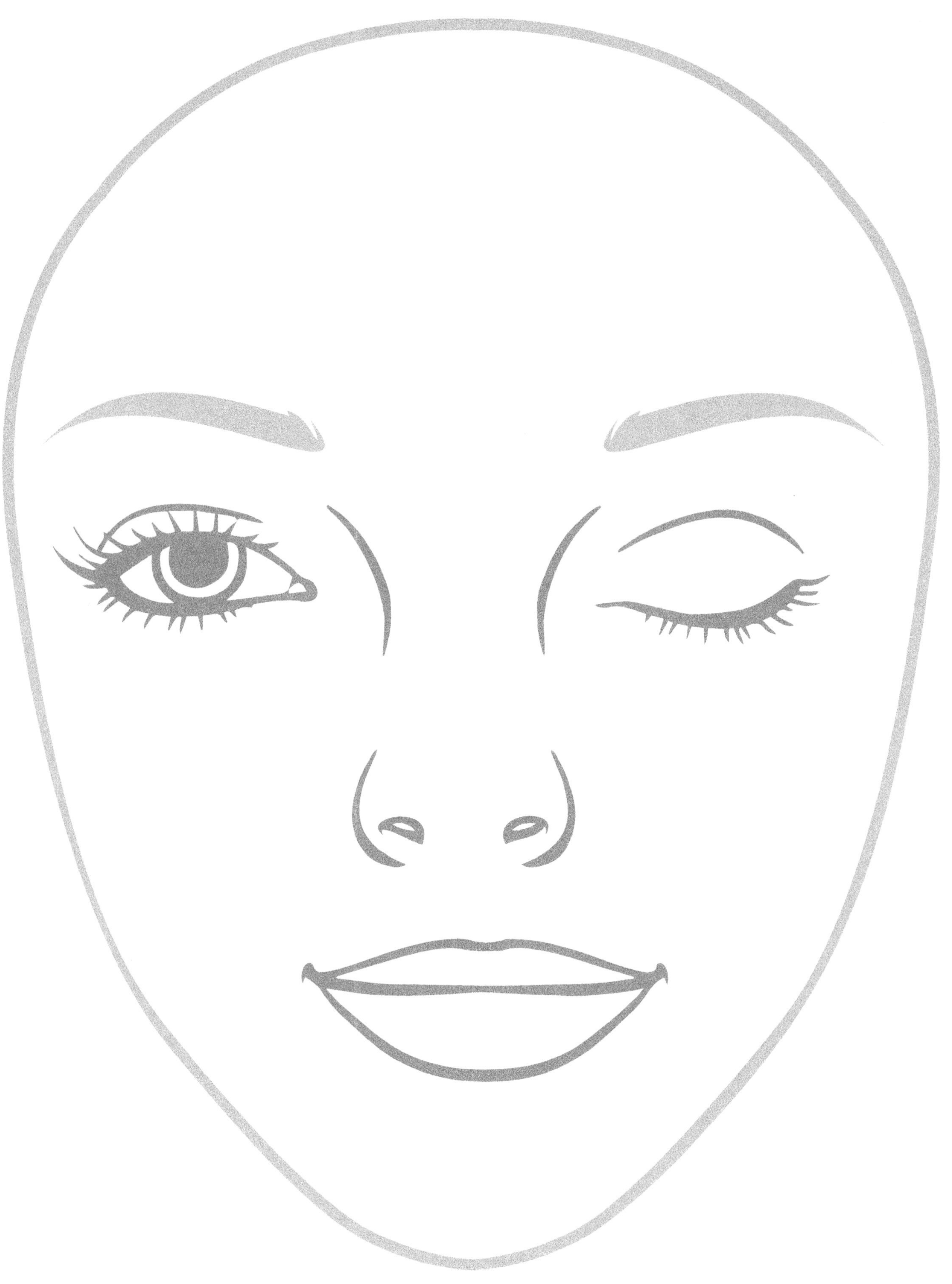

<u>NAME</u> ____________________  <u>TAG</u> ◯  <u>NACHT</u> ◯  <u>DATUM</u> ____________

<u>GESICHT</u>

MOISTURIZER

CONCEALER

FOUNDATION

HIGHLIGHT/BLUSH

<u>AUGEN</u>

BROWS

EYELID

LINER

CREASE

MASCARA

<u>LIPPEN</u>

LINER

LIP COLOR

GLOSS

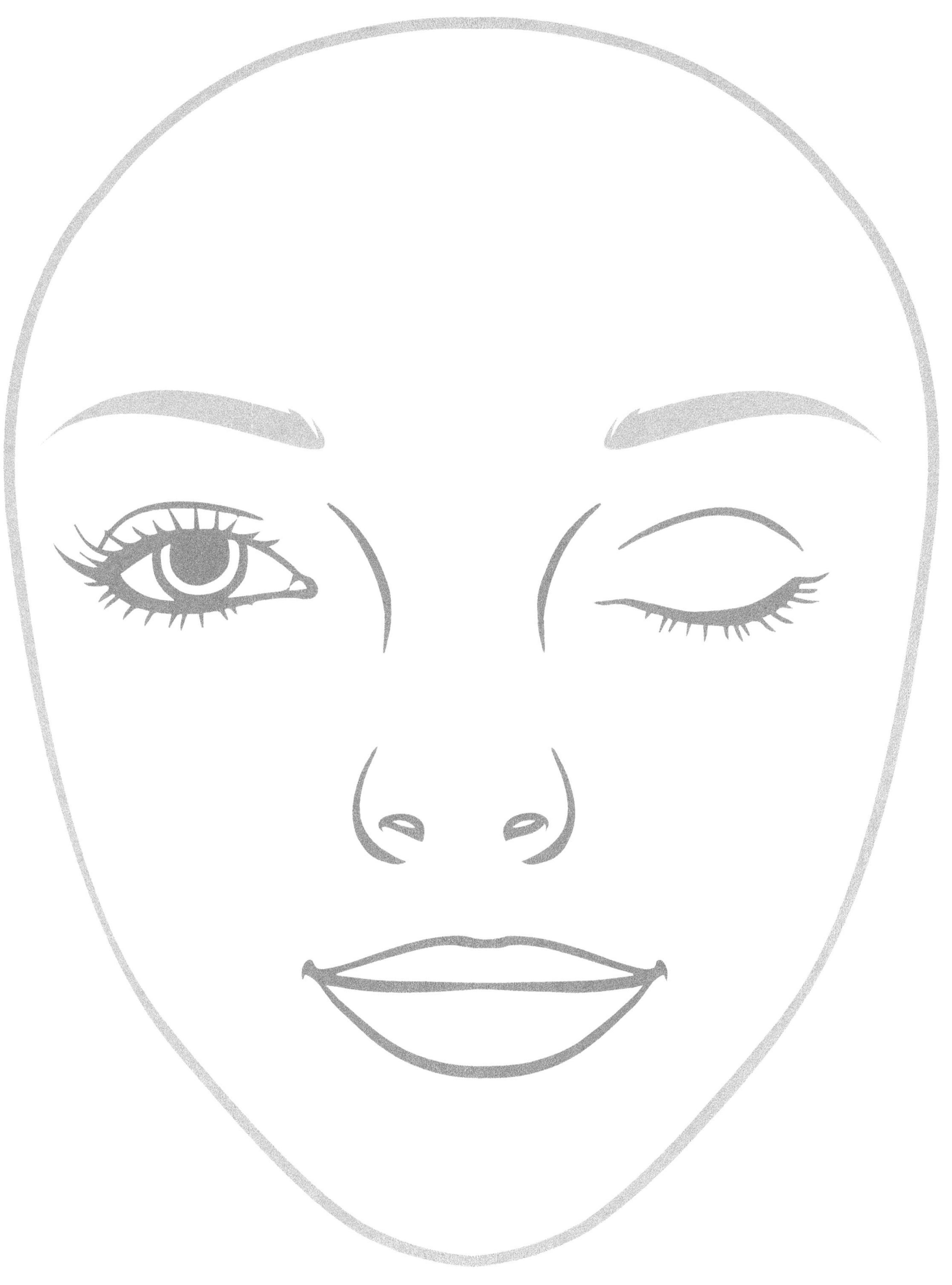

<u>NAME</u> _______________________   <u>TAG</u> ◯  <u>NACHT</u> ◯  <u>DATUM</u> _______________

| <u>GESICHT</u> | <u>AUGEN</u> | <u>LIPPEN</u> |
|---|---|---|
| MOISTURIZER | BROWS | LINER |
| CONCEALER | EYELID | LIP COLOR |
| FOUNDATION | LINER | GLOSS |
| HIGHLIGHT/BLUSH | CREASE | |
| | MASCARA | |

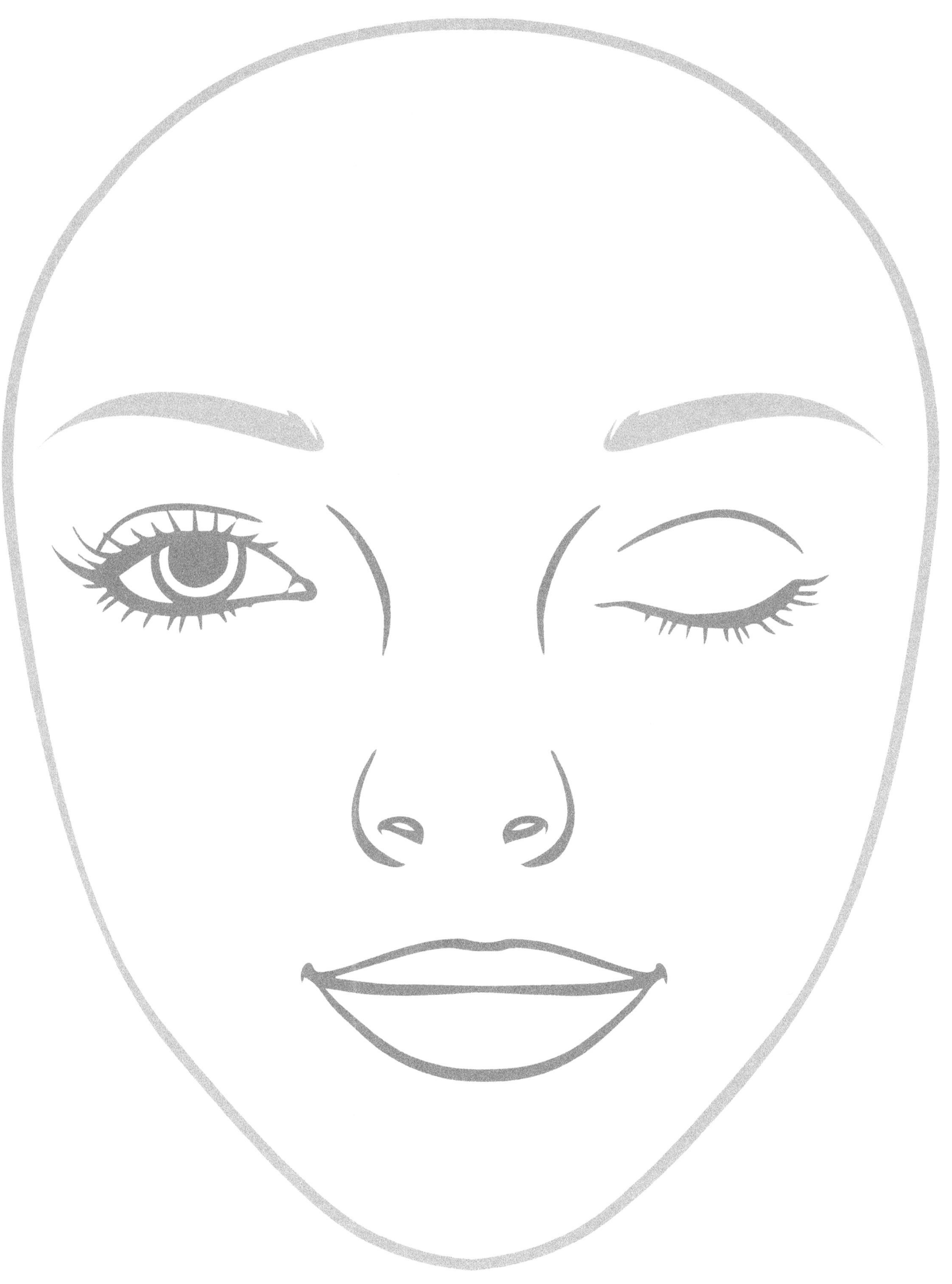

NAME ___________________________ TAG ○ NACHT ○ DATUM ___________

## GESICHT

MOISTURIZER

CONCEALER

FOUNDATION

HIGHLIGHT/BLUSH

## AUGEN

BROWS

EYELID

LINER

CREASE

MASCARA

## LIPPEN

LINER

LIP COLOR

GLOSS

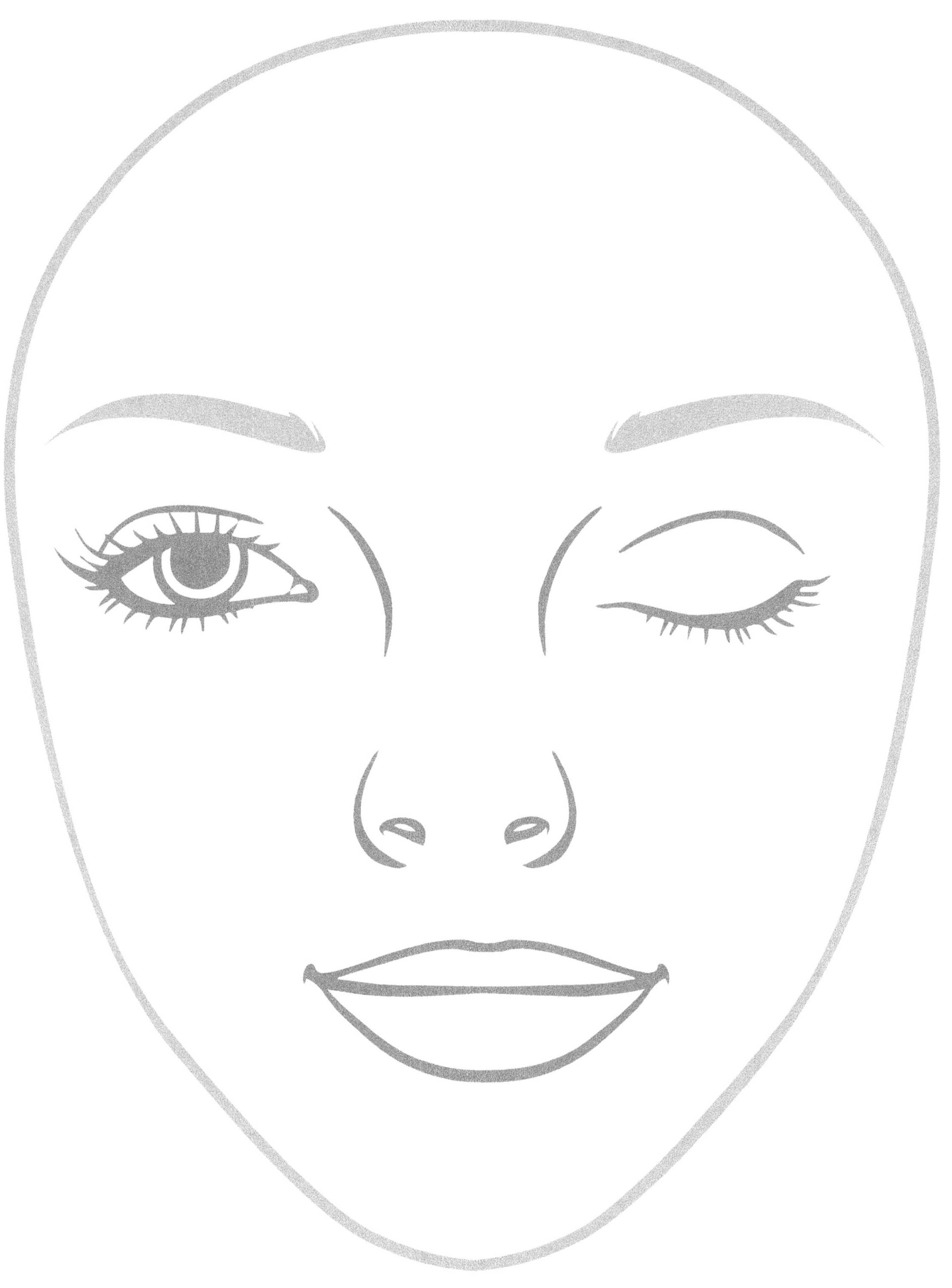

<u>NAME</u>                                    <u>TAG</u> ◯   <u>NACHT</u> ◯   <u>DATUM</u>

<u>GESICHT</u>                  <u>AUGEN</u>                    <u>LIPPEN</u>

MOISTURIZER              BROWS                      LINER


CONCEALER                EYELID                     LIP COLOR


FOUNDATION               LINER                      GLOSS


HIGHLIGHT/BLUSH          CREASE


                         MASCARA

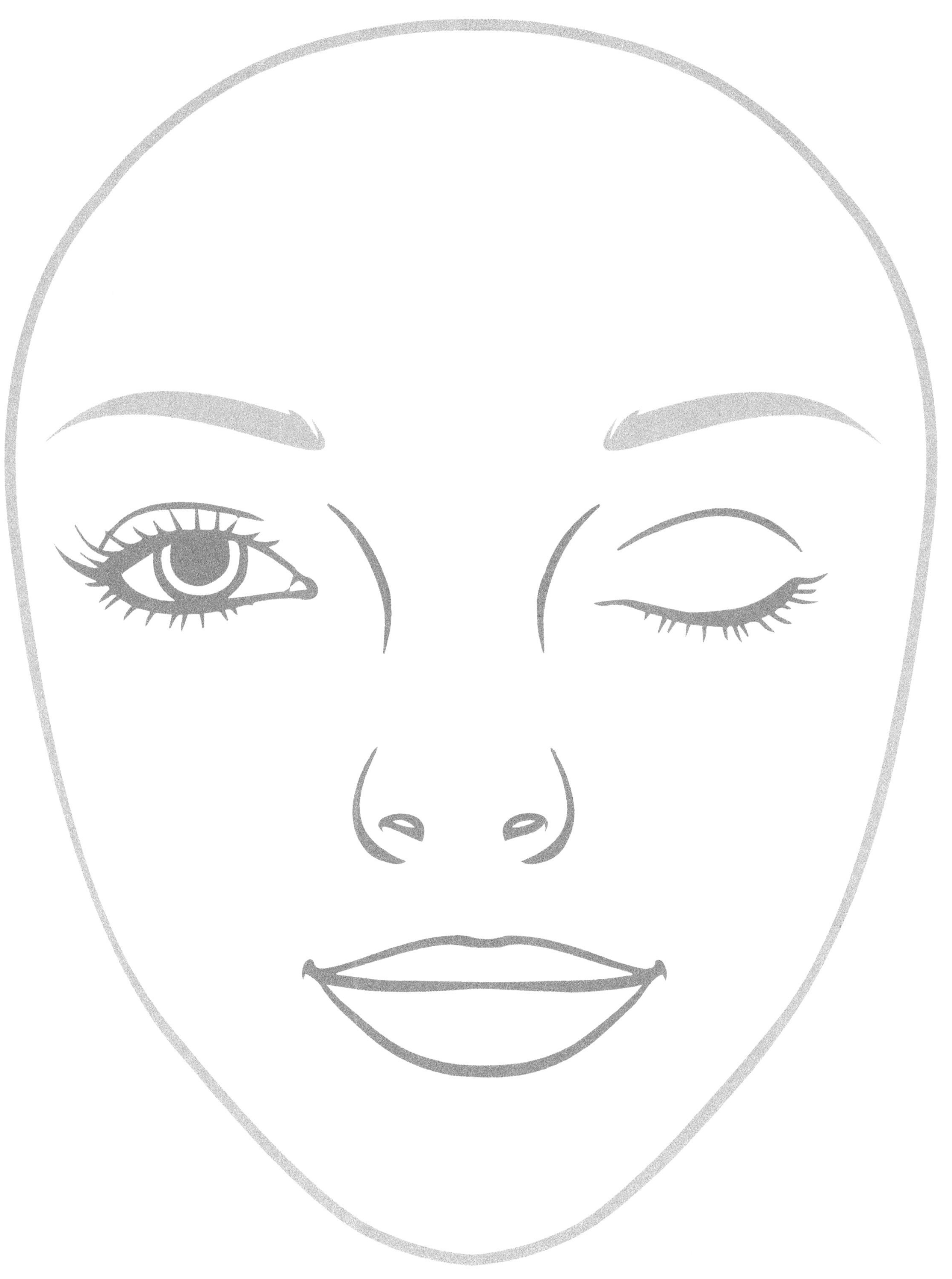

## GESICHT

MOISTURIZER

CONCEALER

FOUNDATION

HIGHLIGHT/BLUSH

## AUGEN

BROWS

EYELID

LINER

CREASE

MASCARA

## LIPPEN

LINER

LIP COLOR

GLOSS

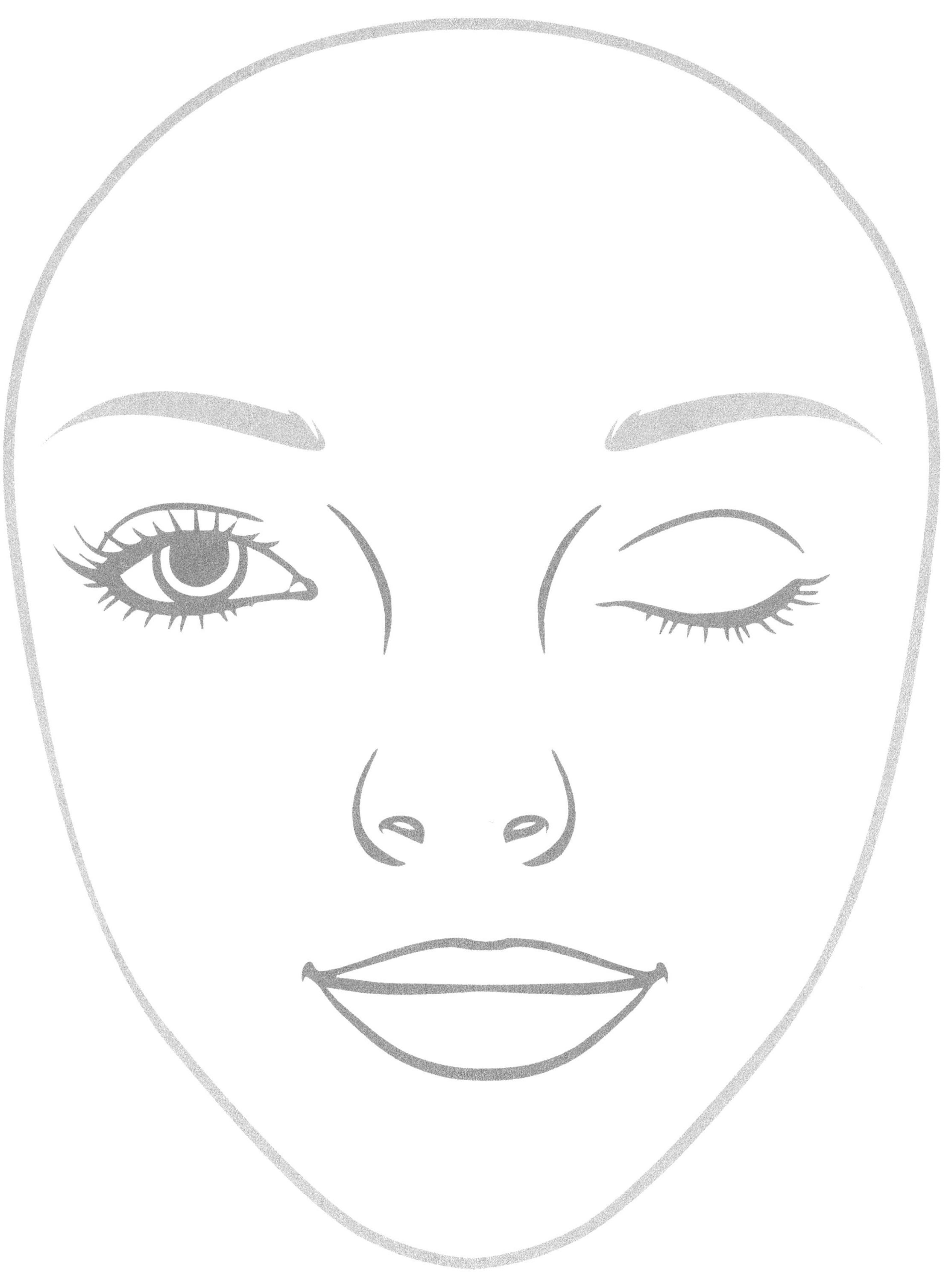

<u>NAME</u>            <u>TAG</u> ◯   <u>NACHT</u> ◯   <u>DATUM</u>

| <u>GESICHT</u> | <u>AUGEN</u> | <u>LIPPEN</u> |
|---|---|---|
| MOISTURIZER | BROWS | LINER |
| CONCEALER | EYELID | LIP COLOR |
| FOUNDATION | LINER | GLOSS |
| HIGHLIGHT/BLUSH | CREASE | |
| | MASCARA | |

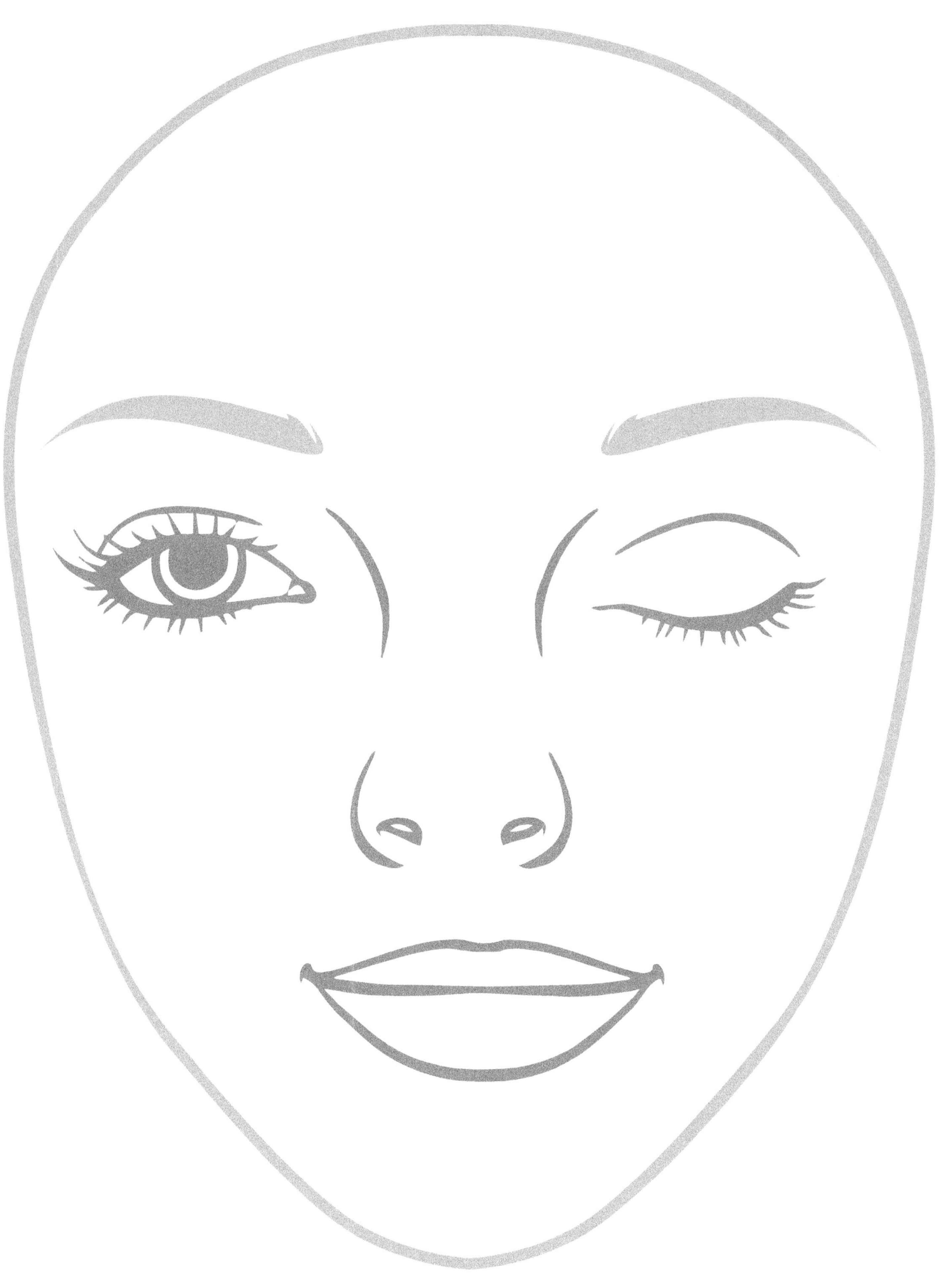

| GESICHT | AUGEN | LIPPEN |
|---|---|---|
| MOISTURIZER | BROWS | LINER |
| CONCEALER | EYELID | LIP COLOR |
| FOUNDATION | LINER | GLOSS |
| HIGHLIGHT/BLUSH | CREASE | |
| | MASCARA | |

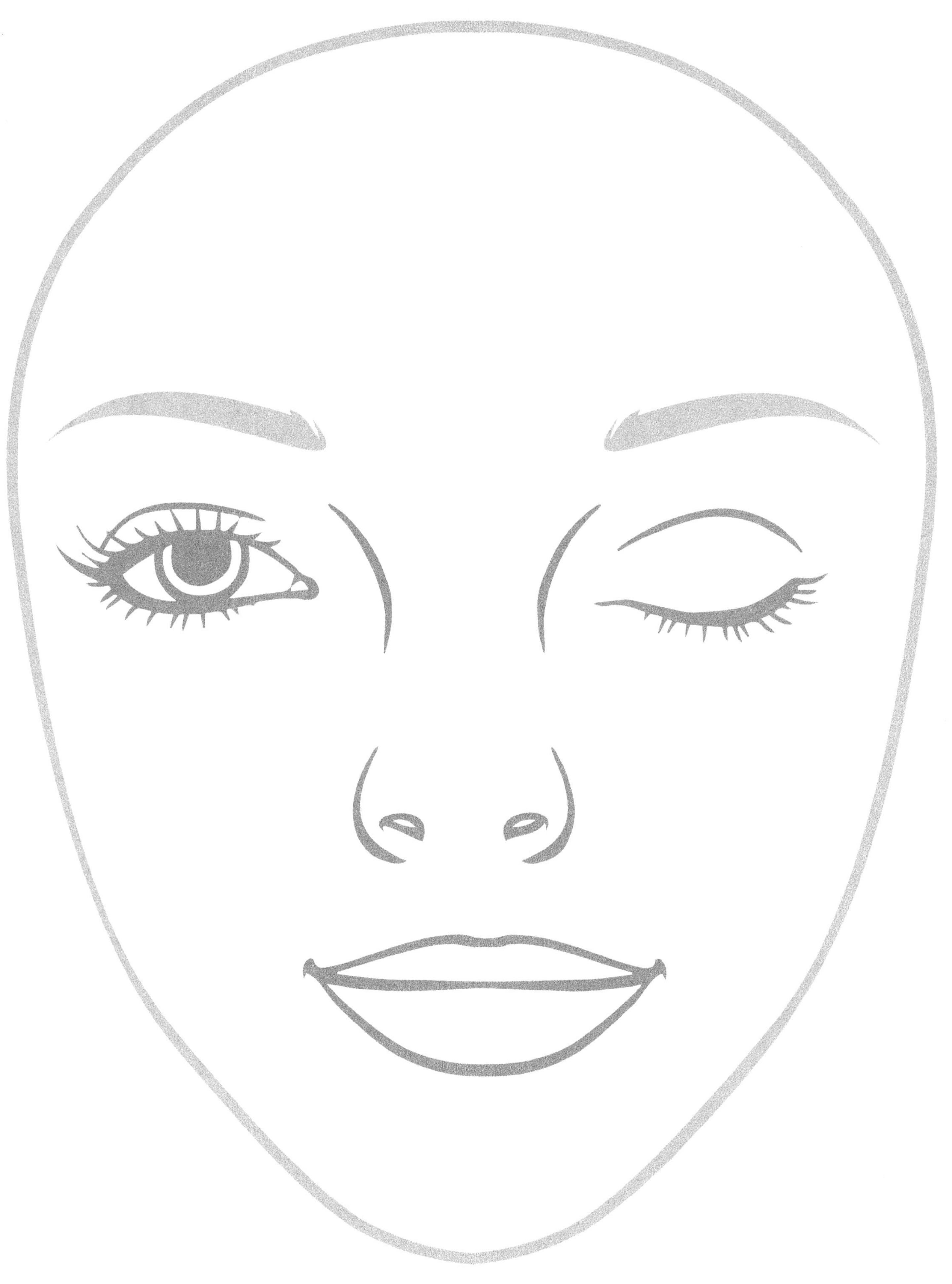

NAME _______________________     TAG ◯   NACHT ◯   DATUM _______________

## GESICHT

MOISTURIZER

CONCEALER

FOUNDATION

HIGHLIGHT/BLUSH

## AUGEN

BROWS

EYELID

LINER

CREASE

MASCARA

## LIPPEN

LINER

LIP COLOR

GLOSS

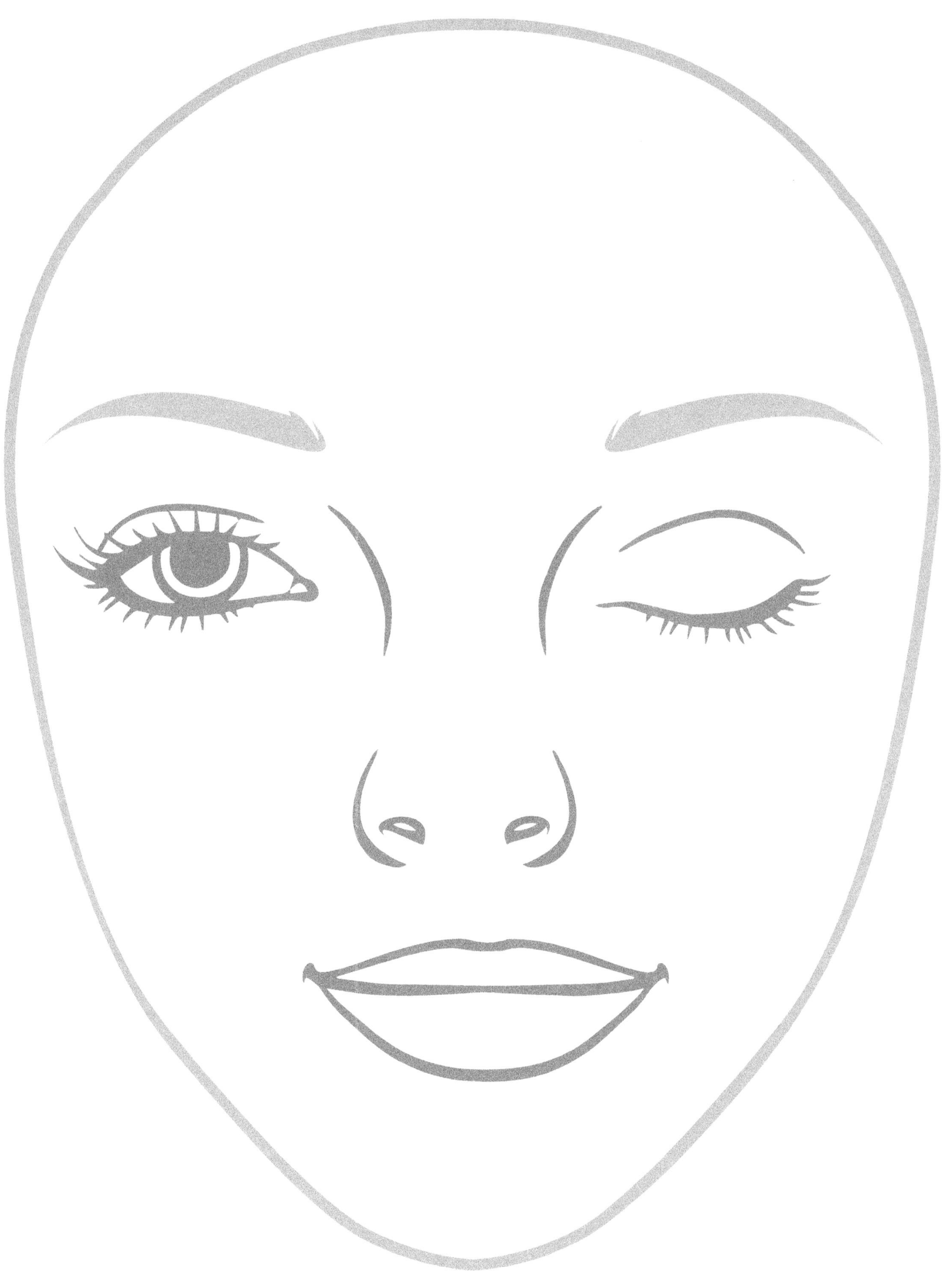

<u>NAME</u> ___________________  <u>TAG</u> ◯  <u>NACHT</u> ◯  <u>DATUM</u> ___________

<u>GESICHT</u>

MOISTURIZER

CONCEALER

FOUNDATION

HIGHLIGHT/BLUSH

<u>AUGEN</u>

BROWS

EYELID

LINER

CREASE

MASCARA

<u>LIPPEN</u>

LINER

LIP COLOR

GLOSS

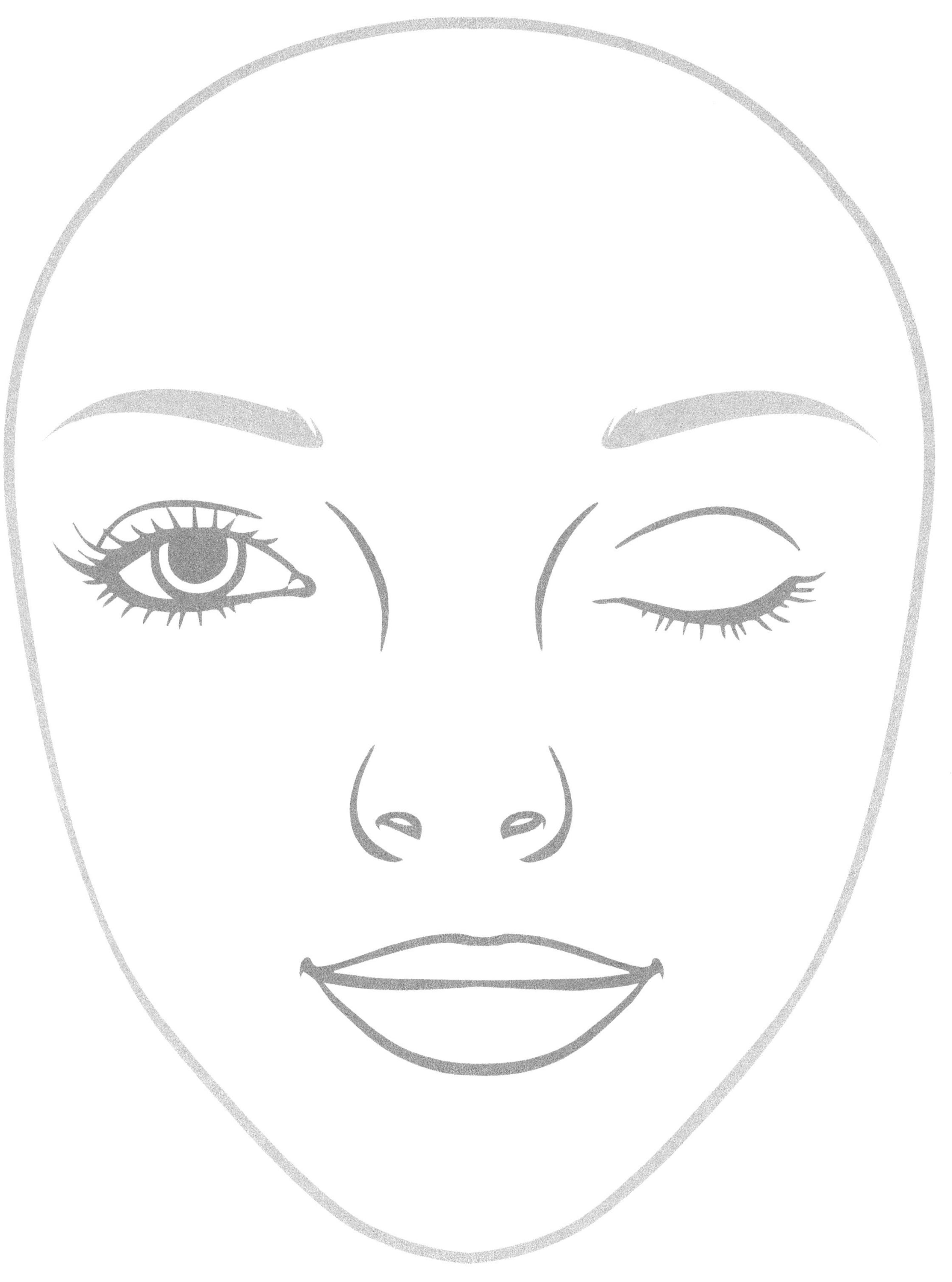

<u>NAME</u> _________________  <u>TAG</u> ○  <u>NACHT</u> ○  <u>DATUM</u> _________

<u>GESICHT</u>

MOISTURIZER

CONCEALER

FOUNDATION

HIGHLIGHT/BLUSH

<u>AUGEN</u>

BROWS

EYELID

LINER

CREASE

MASCARA

<u>LIPPEN</u>

LINER

LIP COLOR

GLOSS

<u>GESICHT</u>　　　　　<u>AUGEN</u>　　　　　<u>LIPPEN</u>

MOISTURIZER　　　BROWS　　　　LINER

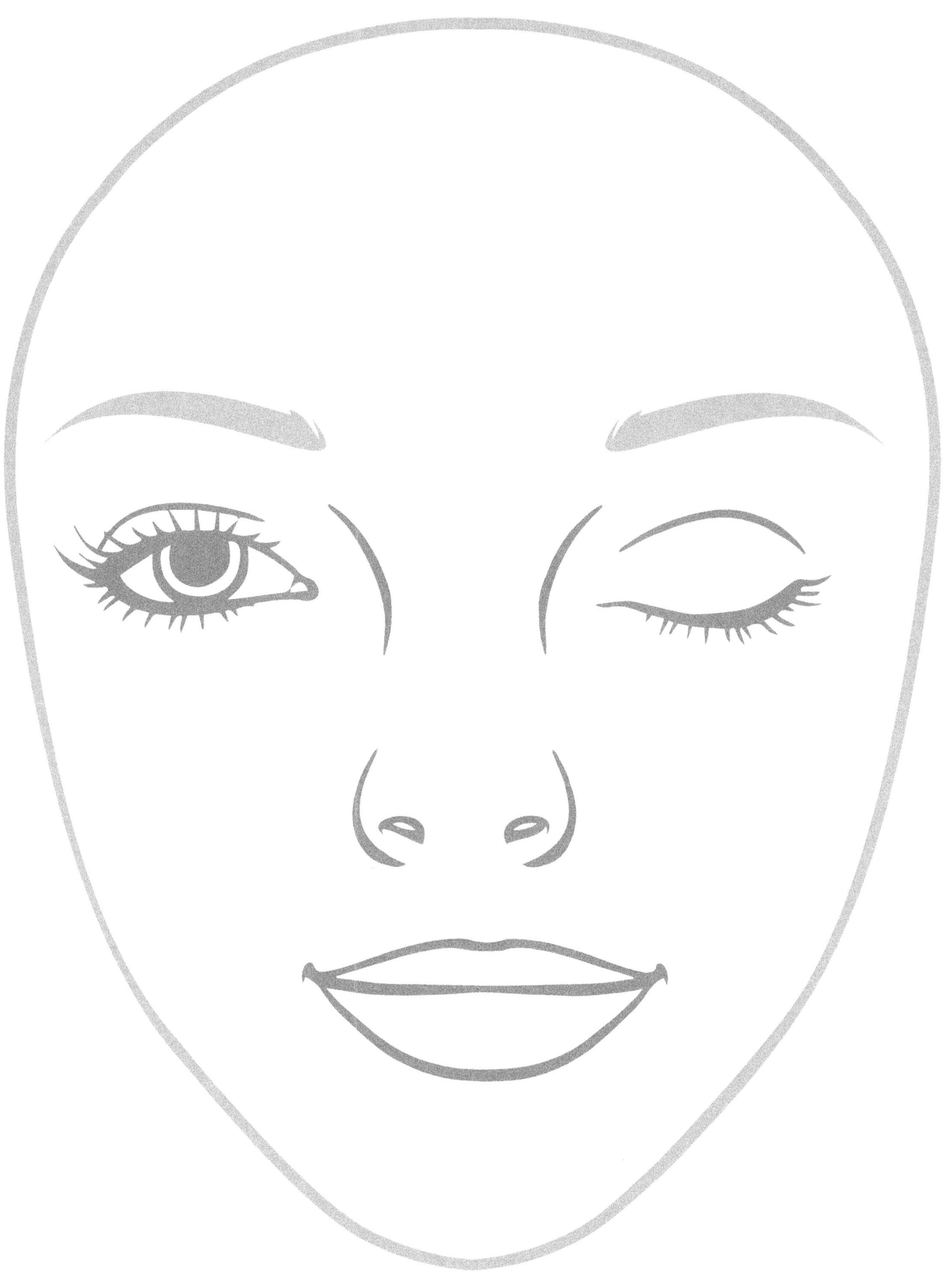

NAME ________________________  TAG ◯  NACHT ◯  DATUM ________________________

| GESICHT | AUGEN | LIPPEN |
| --- | --- | --- |
| MOISTURIZER | BROWS | LINER |
| CONCEALER | EYELID | LIP COLOR |
| FOUNDATION | LINER | GLOSS |
| HIGHLIGHT/BLUSH | CREASE | |
| | MASCARA | |

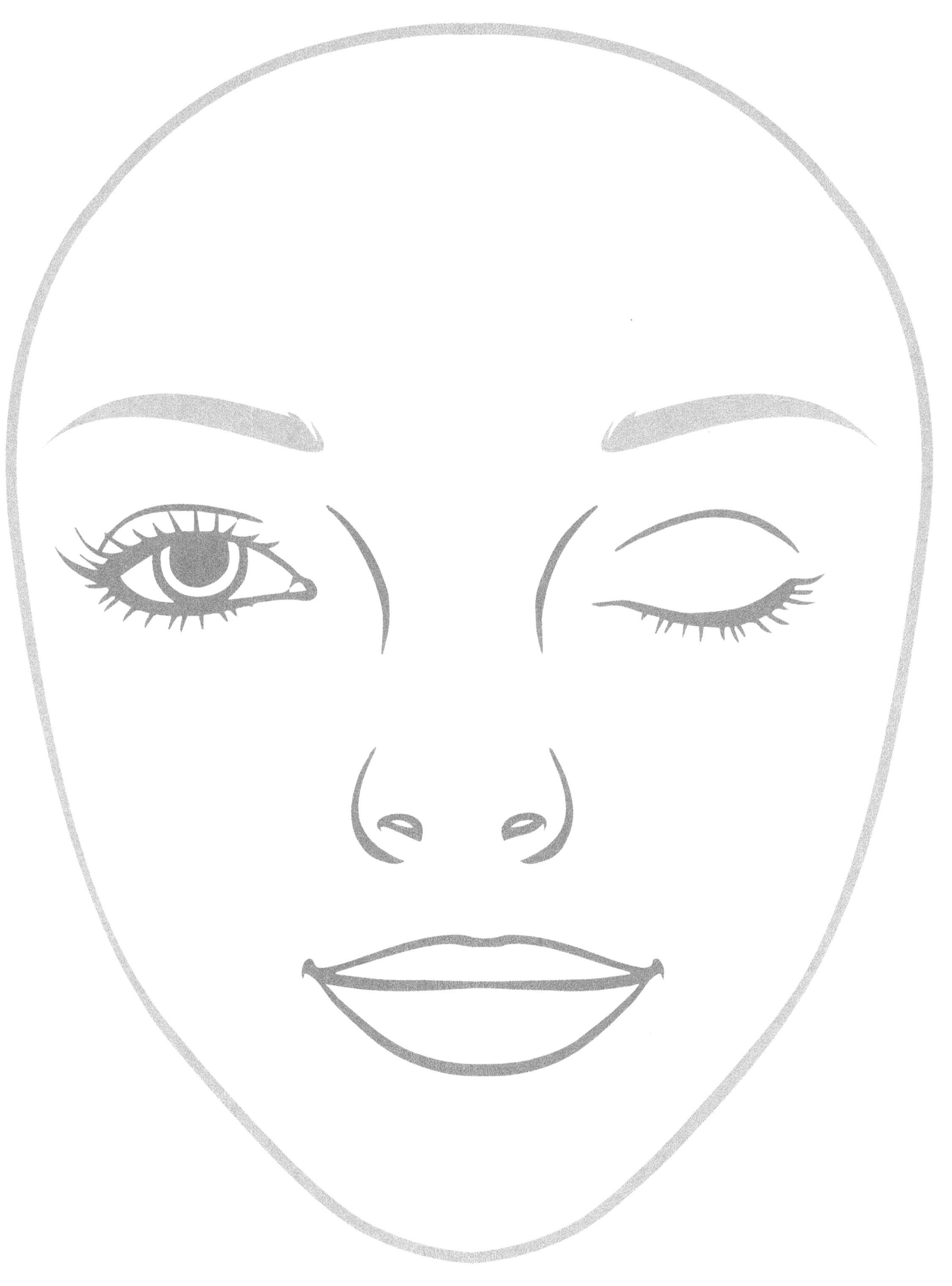

<u>NAME</u> _______________________ <u>TAG</u> ◯ <u>NACHT</u> ◯ <u>DATUM</u> _______

<u>GESICHT</u>

MOISTURIZER

CONCEALER

FOUNDATION

HIGHLIGHT/BLUSH

<u>AUGEN</u>

BROWS

EYELID

LINER

CREASE

MASCARA

<u>LIPPEN</u>

LINER

LIP COLOR

GLOSS

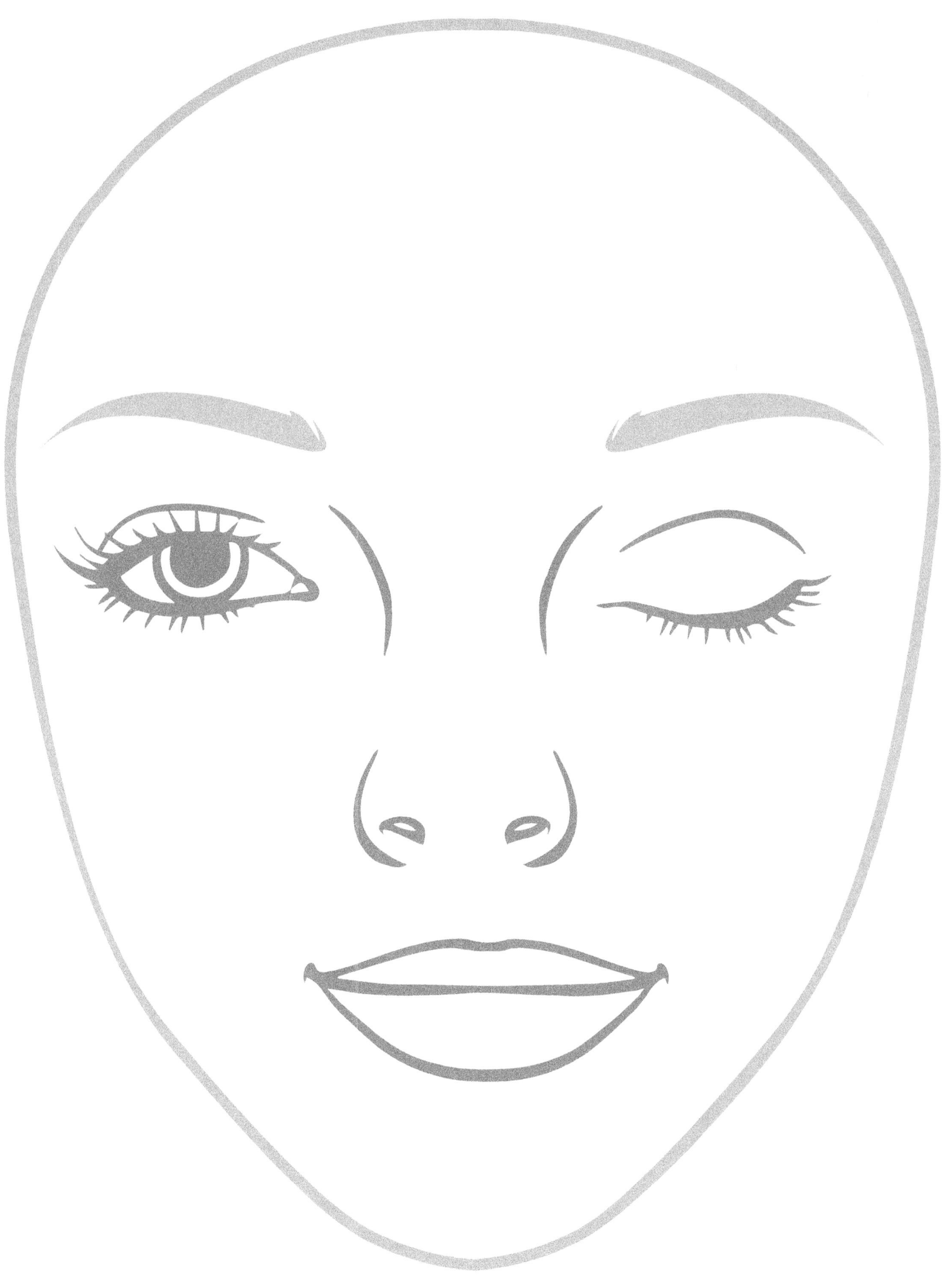

<u>NAME</u> ____________________  <u>TAG</u> ◯  <u>NACHT</u> ◯  <u>DATUM</u> ____________

<u>GESICHT</u>

MOISTURIZER

CONCEALER

FOUNDATION

HIGHLIGHT/BLUSH

<u>AUGEN</u>

BROWS

EYELID

LINER

CREASE

MASCARA

<u>LIPPEN</u>

LINER

LIP COLOR

GLOSS

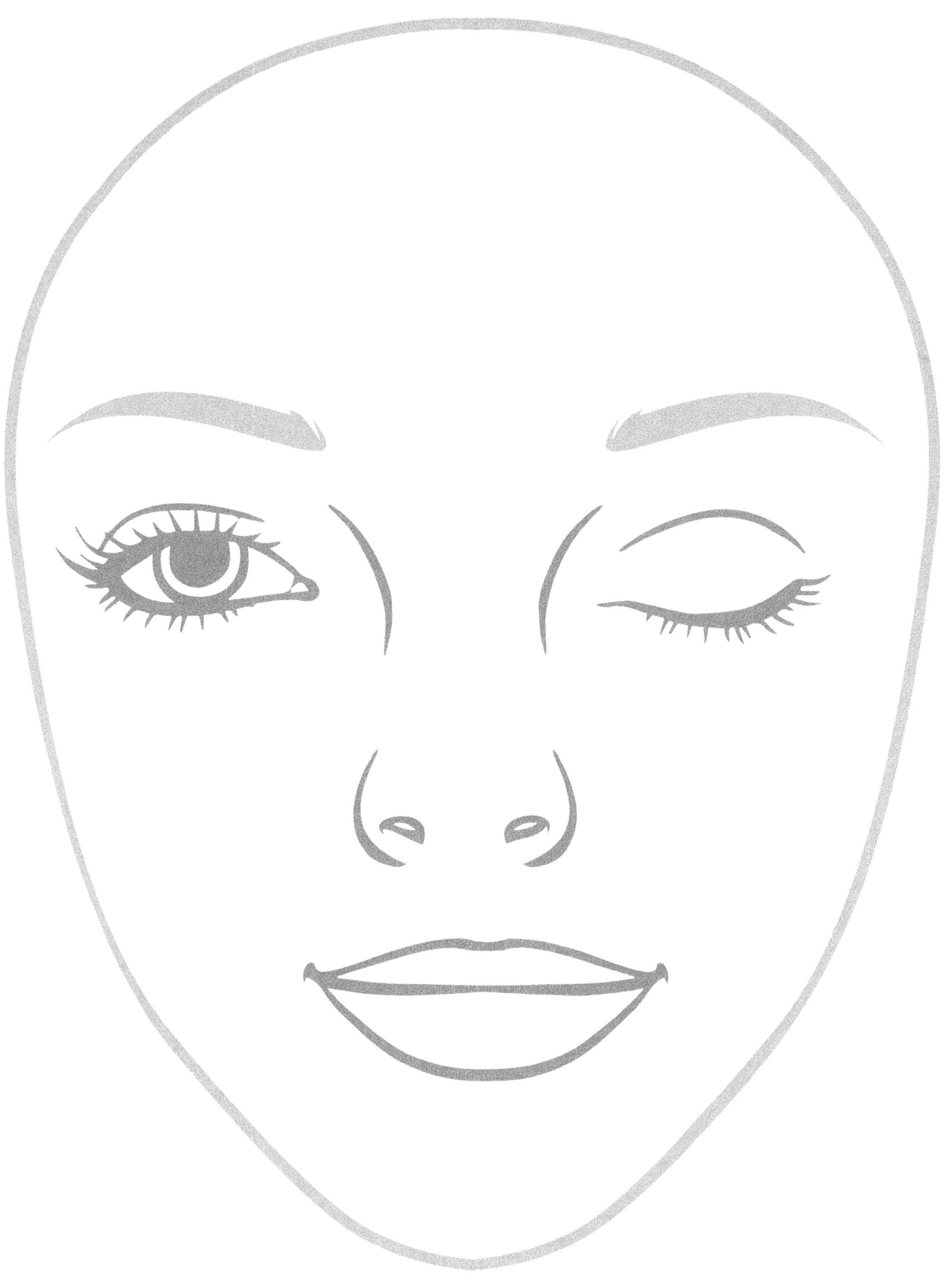

## GESICHT

MOISTURIZER

CONCEALER

FOUNDATION

HIGHLIGHT/BLUSH

## AUGEN

BROWS

EYELID

LINER

CREASE

MASCARA

## LIPPEN

LINER

LIP COLOR

GLOSS

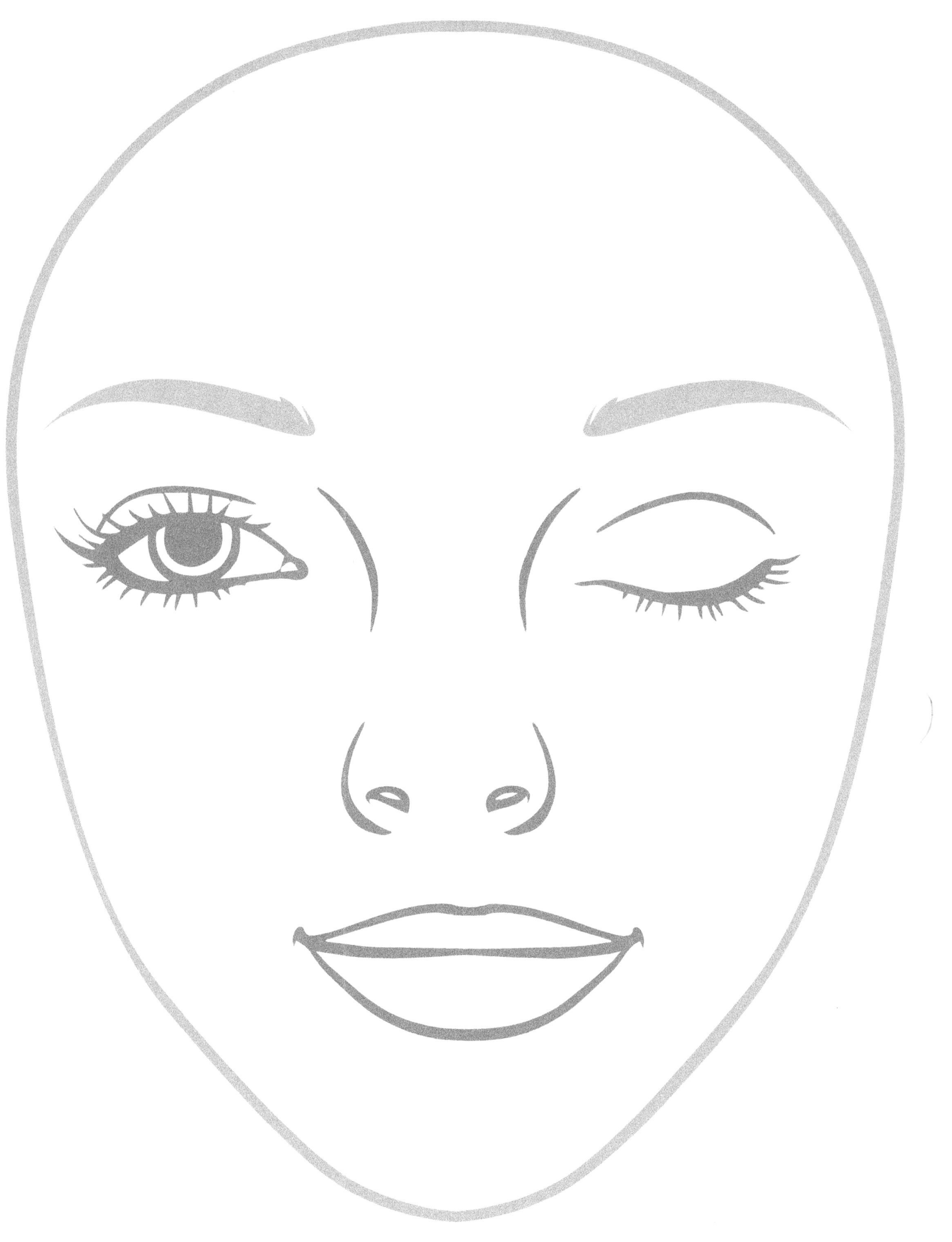

## GESICHT

MOISTURIZER

CONCEALER

FOUNDATION

HIGHLIGHT/BLUSH

## AUGEN

BROWS

EYELID

LINER

CREASE

MASCARA

## LIPPEN

LINER

LIP COLOR

GLOSS

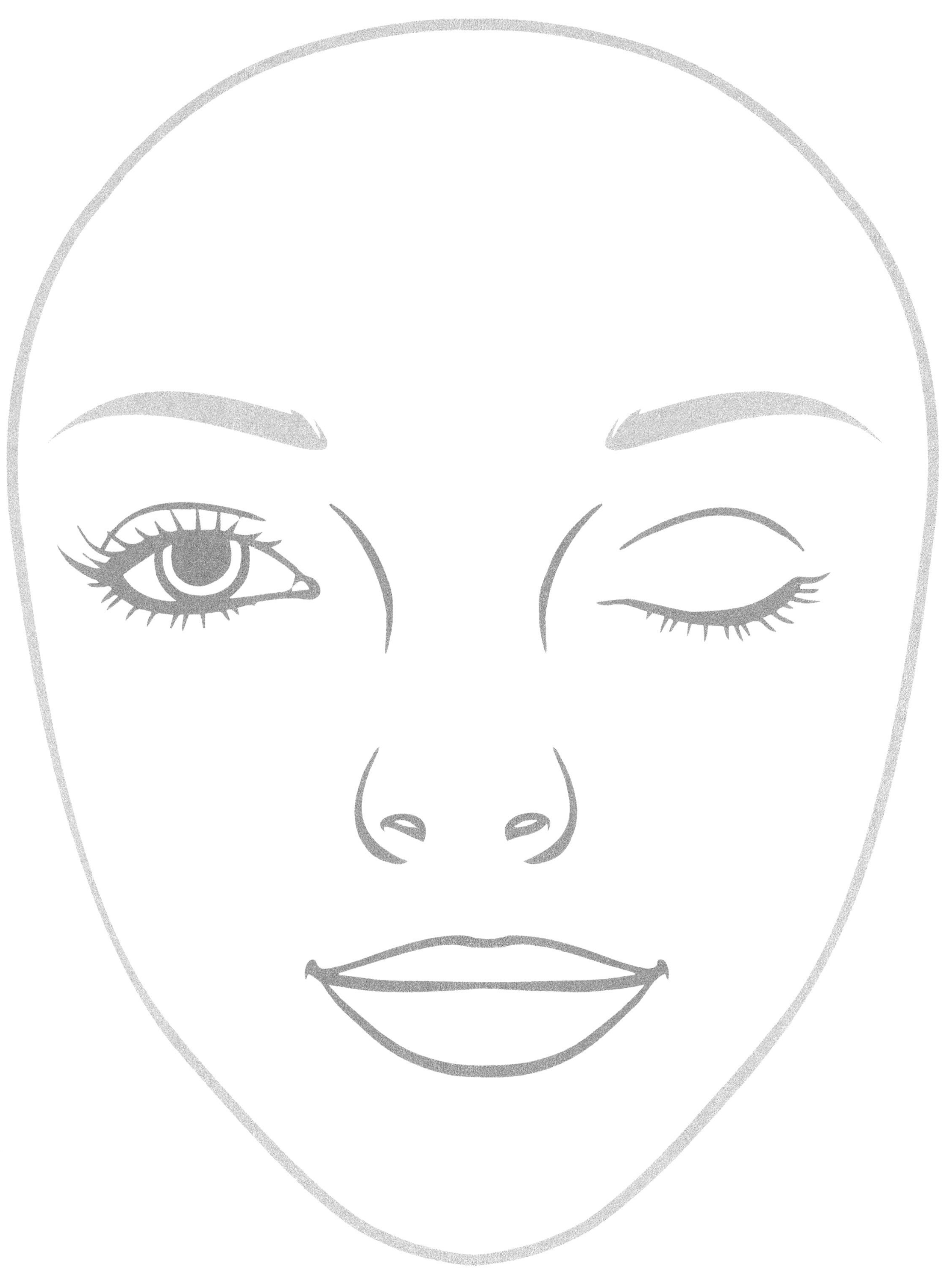

<u>NAME</u> _______________________  <u>TAG</u> ◯  <u>NACHT</u> ◯  <u>DATUM</u> _______

<u>GESICHT</u>

MOISTURIZER

CONCEALER

FOUNDATION

HIGHLIGHT/BLUSH

<u>AUGEN</u>

BROWS

EYELID

LINER

CREASE

MASCARA

<u>LIPPEN</u>

LINER

LIP COLOR

GLOSS

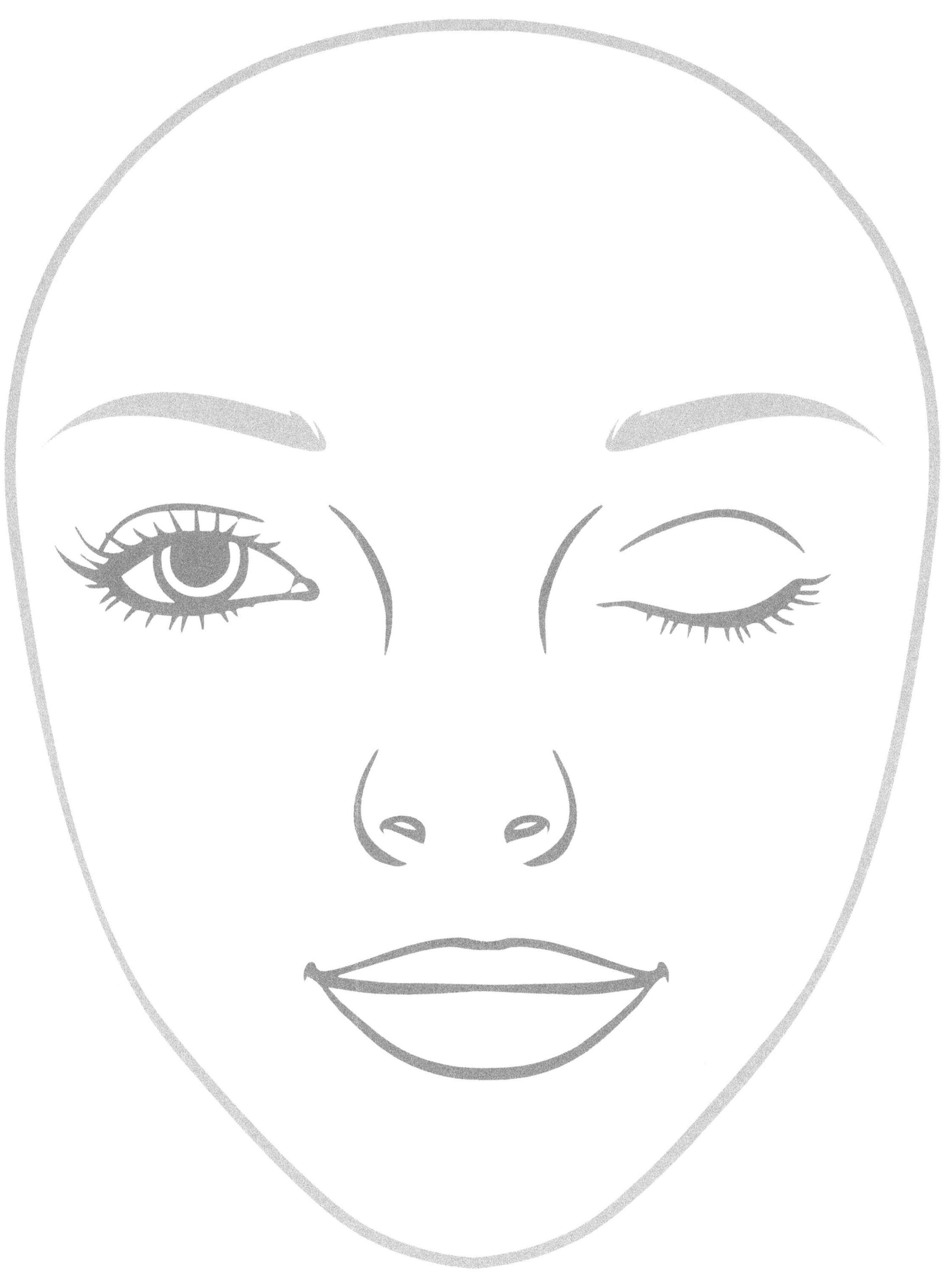

NAME ______________________   TAG ○   NACHT ○   DATUM ______________

| GESICHT | AUGEN | LIPPEN |
|---|---|---|
| MOISTURIZER | BROWS | LINER |
| CONCEALER | EYELID | LIP COLOR |
| FOUNDATION | LINER | GLOSS |
| HIGHLIGHT/BLUSH | CREASE | |
| | MASCARA | |

GESICHT　　　　　AUGEN　　　　　LIPPEN

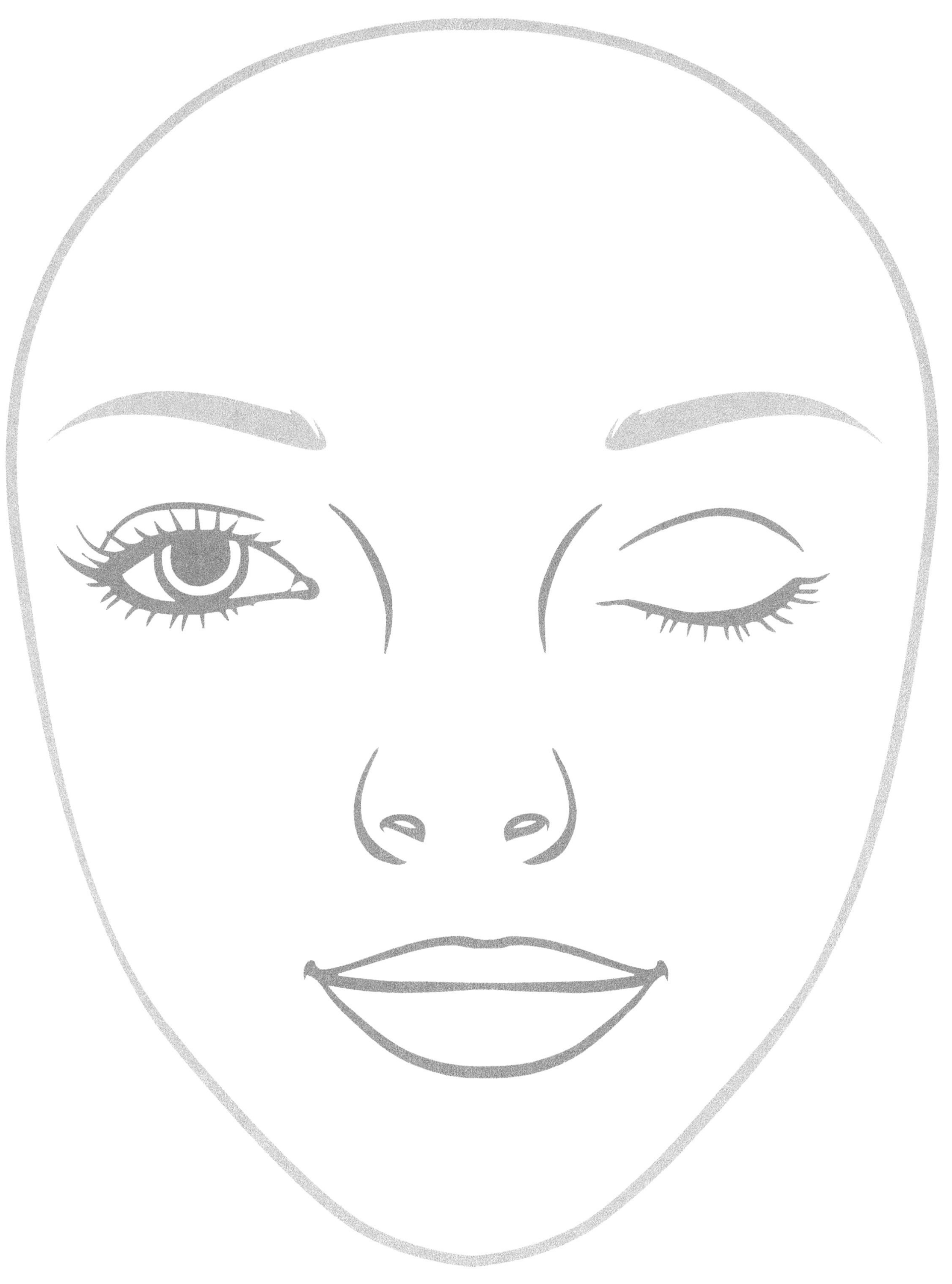

<u>NAME</u> _______________________  <u>TAG</u> ◯  <u>NACHT</u> ◯  <u>DATUM</u> _______

<u>GESICHT</u>

MOISTURIZER

CONCEALER

FOUNDATION

HIGHLIGHT/BLUSH

<u>AUGEN</u>

BROWS

EYELID

LINER

CREASE

MASCARA

<u>LIPPEN</u>

LINER

LIP COLOR

GLOSS

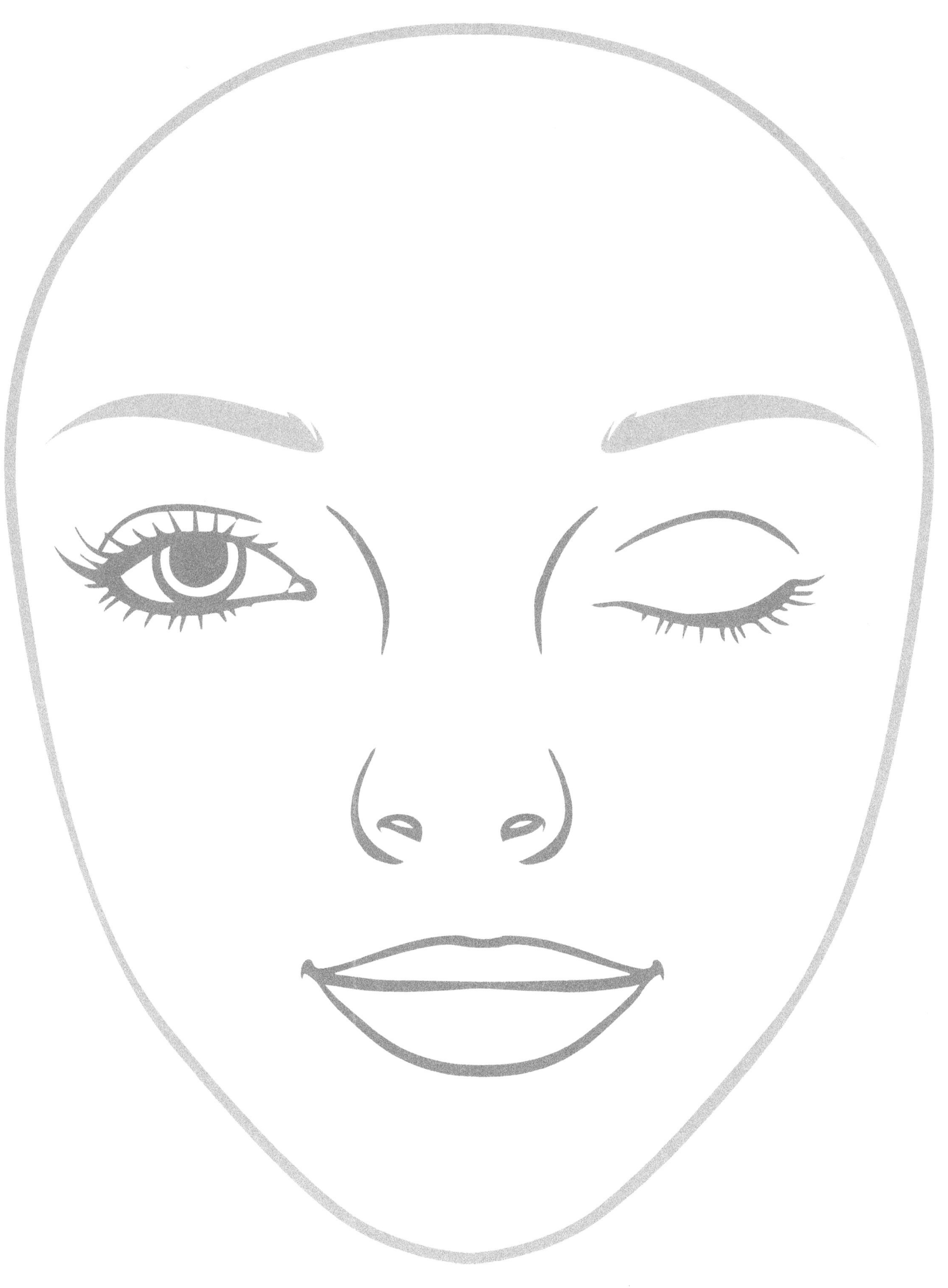

<u>NAME</u> ____________________ <u>TAG</u> ◯  <u>NACHT</u> ◯  <u>DATUM</u> __________

<u>GESICHT</u>

MOISTURIZER

CONCEALER

FOUNDATION

HIGHLIGHT/BLUSH

<u>AUGEN</u>

BROWS

EYELID

LINER

CREASE

MASCARA

<u>LIPPEN</u>

LINER

LIP COLOR

GLOSS

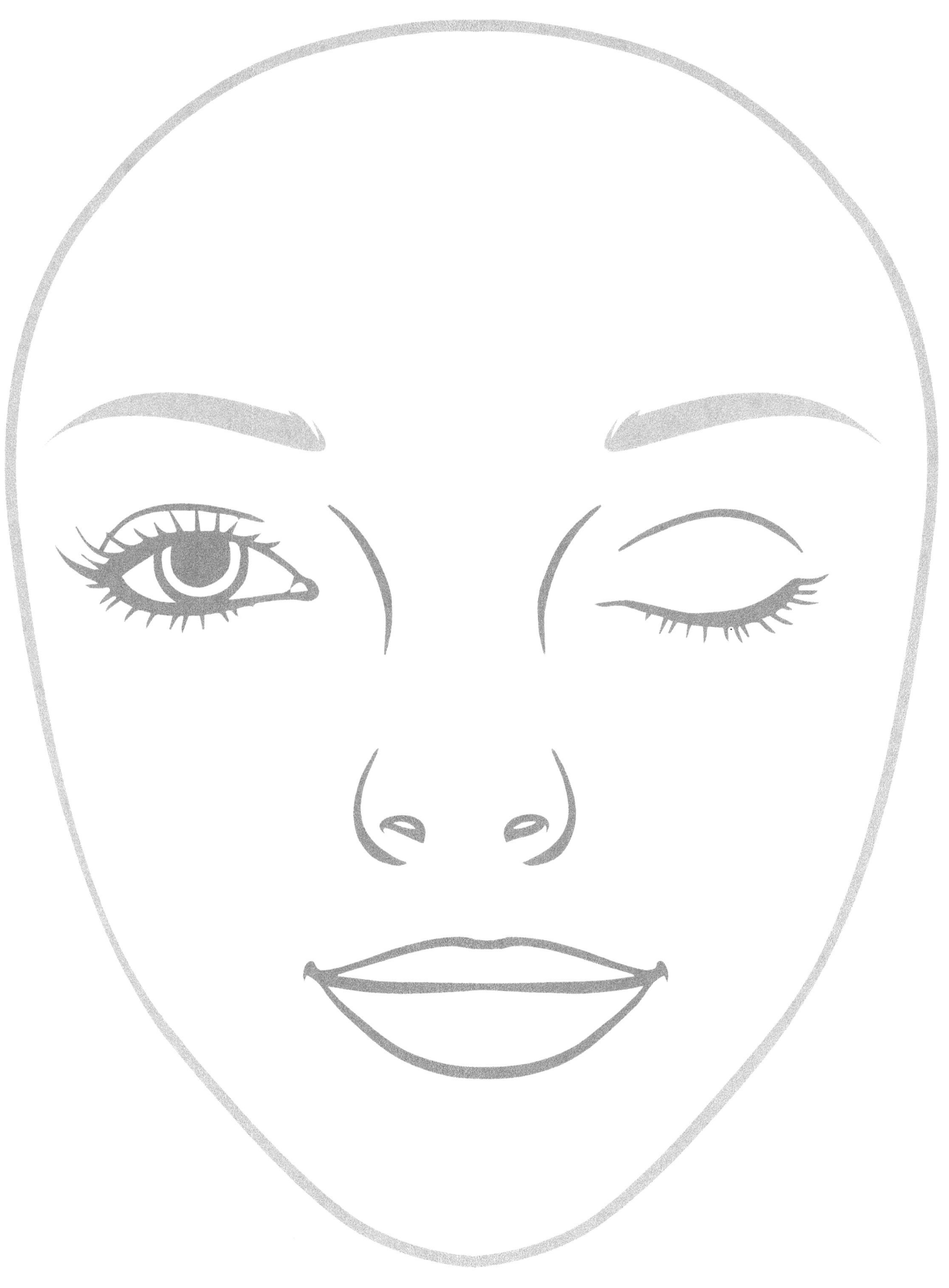

<u>NAME</u> _________________________   <u>TAG</u> ◯   <u>NACHT</u> ◯   <u>DATUM</u> _________

<u>GESICHT</u>                    <u>AUGEN</u>                    <u>LIPPEN</u>

MOISTURIZER                BROWS                     LINER


CONCEALER                  EYELID                    LIP COLOR


FOUNDATION                 LINER                     GLOSS


HIGHLIGHT/BLUSH            CREASE


                           MASCARA

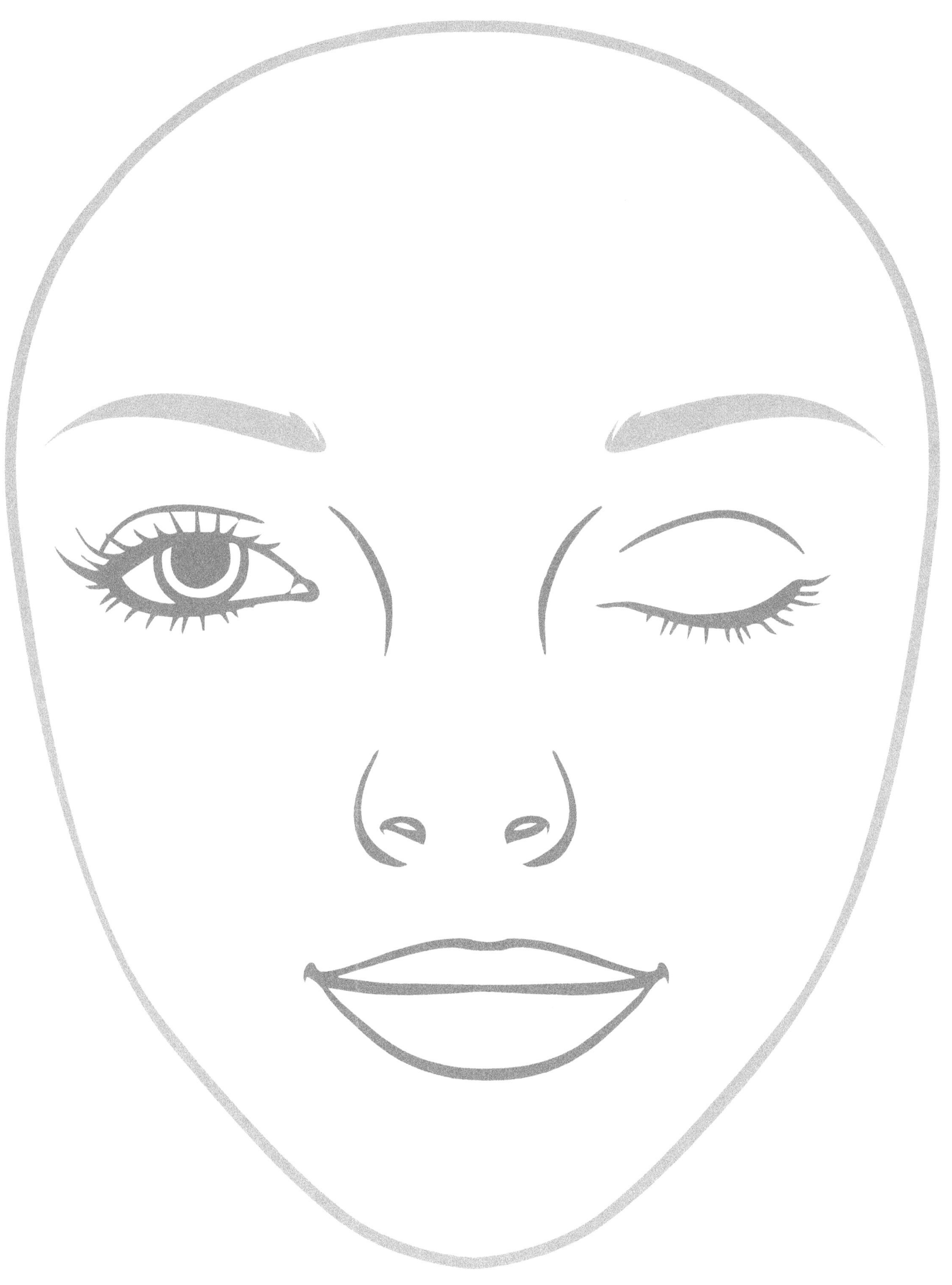